Carl Leibl/Gislind Leibl

# Wenn die Seele hungert

## Eßstörungen und was sich dagegen tun läßt

Mit Fotos von Herlinde Koelbl

W0192798

Herder

Freiburg · Basel · Wien

Gedruckt auf umweltfreundlichem,
chlorfrei gebleichtem Papier

Alle Rechte vorbehalten – Printed in Germany
Neuausgabe des im Verlag Herder erschienenen Titels
„Schneewittchens Apfel. Eßstörungen und was sich dagegen tun läßt"
© Verlag Herder Freiburg im Breisgau 1996, 2000
Herstellung: Freiburger Graphische Betriebe 2000
Umschlaggestaltung und Konzeption:
R·M·E München/Roland Eschlbeck, Liana Tuchel
Umschlagfoto: © Mauritius
ISBN 3-451-04853-1

# Gliederung

# I

# Vorwort

Auf einen recht unauffälligen Presseaufruf im Frühjahr 1984 in fünf Frauenjournalen und einer Tageszeitung, der sich an Personen mit bulimischen Symptomen wandte, meldeten sich über 3400 Betroffene, von denen über 700 im engeren Sinne an Bulimie als Krankheit litten und von denen wiederum jede vierte bereits an Selbstmord gedacht oder einen konkreten Versuch gemacht hatte. Viele Fragebögen wurden von den Betroffenen ausgefüllt, und es zeigte sich beeindruckend der hohe Leidensdruck und die Motivation, etwas zu verändern. Zu einem anschließenden Treffen, das über die Nervenklinik der Universität München organisiert wurde, reisten mehrere hundert betroffene Frauen und Männer sowie deren Angehörige an.

Hier wurde deutlich, wieviel Kraft, Initiative und Sensibilität, aber auch Verunsicherung, Hilflosigkeit und Spannung sich hinter Krankheiten gestörten Eßverhaltens verbirgt.

Obgleich es schon viel Wissen über Eßstörungserkrankungen gab, steckte vieles noch in den Kinderschuhen, insbesondere, was die therapeutische Arbeit und die Selbsthilfe betraf.

Unter den Menschen, die uns in den folgenden Jahren einen Weg aufzeigten, war besonders beeindruckend Manfred Fichter, der als Wissenschaftler, Arzt und Therapeut Grundlegendes zur Erforschung und Therapie von Eßstörungen beigetragen hat und der auch jetzt als Ärztlicher Direktor der Klinik Roseneck intensiv in diesem Bereich forscht und dabei vor allem die klinische Umsetzung nie aus den Augen verloren hat. Wir konnten weiter von vielen Kolleginnen und Kollegen lernen, hier insbesondere von Frau Dipl.-Psych. Evelyn Brunner, die viel Pionierarbeit und Öffentlichkeitsarbeit leistete und maßgeblich am Entstehen der Selbsthilfeorganisation Cinderella beteiligt war. Am meisten haben wir sicher von den eigentlichen Expert/innen in Eßstörungen, nämlich den Betroffenen, erfahren dürfen. Es war immer wieder ein Erlebnis, ein Stück Weggefährte sein zu dürfen auf dem Weg aus der Krankheit und zu erleben, wieviel Stärke, Kraft, Witz, Eigensinn und Kreativität sich enfalten können, wenn sich Betroffene befreien aus dem Gefängnis der Erkrankung.

Dies gab uns den Mut, gemeinsam ein Buch über Eßstörungen zu schreiben. Und auch für uns gehörte dazu viel Initiative, Zeit und Konfliktbereitschaft.

Bei zwei Autoren ist es kaum möglich, daß solch ein Buch wie aus einem Guß wirkt. Wir haben jeweils verschiedene Arbeitsschwerpunkte: Carl Leibl kommt aus dem klinischen Bereich einer großen psychosomatischen Klinik, die im Verbund mit der Ludwig-Maximilians-Universität München arbeitet. Hieraus fließen Erfahrungen aus Grundlagenforschung, begleitender Therapieevaluation, aber auch Organisation und Koordination verschiedener therapeutischer Teams und Einrichtungen einer psychosomatischen Klinik ein, die nach einem integrativen verhaltensmedizinischen Konzept arbeitet. Bei Gislind Leibl liegt der Schwerpunkt seit langer Zeit auf der praktischen therapeutischen Arbeit, zunächst im klinischen, dann im ambulanten Bereich einer niedergelassenen Praxis. Über die teils gemeinsame und dennoch recht unterschiedliche Arbeitsform fand ein reger Austausch statt, der uns sehr bereicherte und viel Freude machte.

Die Erstausgabe dieses Buches erschien unter dem Titel „Schneewittchens Apfel". Dieses Märchen der Gebrüder Grimm spielte in der Therapie einer hier beschriebenen Betroffenen (S. 53) eine wichtige Rolle und beinhaltet wichtige Elemente der Eßstörungsproblematik.

Weil aber dieser Titel von vielen nicht mit Eßstörungen in Verbindung gebracht wurde, haben wir der besseren Verständlichkeit wegen in der neuen Auflage den Titel „Wenn die Seele hungert" gewählt.

Besonders freuen wir uns darüber, daß Frau Herlinde Koelbl als international bekannte und renommierte Fotografin die beeindruckenden Schwarz-Weiß-Aufnahmen im Inneren des Buches beisteuerte.

Herzlicher Dank gilt Frau Barbara Kronschnabl, die mit stoischer Ruhe, mit unglaublicher Ausdauer und Geduld ganz wesentlich bei der Erstellung dieses Buches mitgeholfen hat.

# II.

# Gestörtes Eßverhalten – Eßstörung – Krankheit?

*(Carl Leibl)*

Viel ist inzwischen geschrieben worden über die Krankheiten gestörten Eßverhaltens, dennoch sind noch viele Fragen offen. Betroffene berichten, daß es oft Monate und Jahre gedauert hat, bis sie sich darüber im klaren waren, daß ihr Eßverhalten massiv gestört ist und daß es unter Umständen das Ausmaß einer Krankheit erreicht hat. Der Einstieg in eine Eßstörung wird von den Betroffenen wie auch vom Umfeld oft belobigt und als Leistung gewürdigt, insbesondere dann, wenn er mit einer Gewichtsabnahme einhergeht. Die Betroffenen finden den damit verbundenen Leidensdruck, den sozialen Rückzug, das mangelnde Selbstwertgefühl zunächst ganz in Ordnung, um nach außen hin weiter zu funktionieren. Es ist nicht leicht für sie, eine Antwort auf die Frage zu finden, ob sie bereits erkrankt sind oder ob es sich lediglich um eine vorübergehende leichte Störung handelt. Dabei haben viele Angst und ärgern sich auch darüber, zu schnell in eine Schublade gesteckt zu werden. Sie sehen sich dann durch äußeren Druck zu einer Verhaltensänderung gezwungen, zu der sie selbst gar nicht bereit sind. Andererseits sind Familienangehörige, Freunde, aber auch Betroffene meist erst einmal entlastet, wenn sie dem Kind einen Namen geben können. Familienangehörige können dann das Verhalten und ihre eigene Hilflosigkeit damit erklären, daß sie selbst nicht wußten, daß ihre Tochter, ihre Schwester oder auch ihr Sohn oder ihr Bruder an einer Krankheit leidet. Wir werden in den weiteren Kapiteln die verschiedenen Krankheitsbilder darstellen. Hier möchten wir kurz zeigen, wor-

13

auf Personen, die sich für eine Eßstörung gefährdet sehen oder bereits davon betroffen sind, achten sollten. Es geht darum, sich ehrlich die Frage zu stellen, inwieweit die Sorge um Gewicht, Aussehen und Körperform ein Ausmaß erreicht hat, das unverhältnismäßig viel Zeit in Anspruch nimmt und mit großen Angstgefühlen verbunden ist. Auch wenn die Waage noch im Normalgewichtsbereich anzeigt oder eventuell sogar eher auf ein leichtes Untergewicht schließen läßt, gleichzeitig aber das Gefühl besteht, zu fett zu sein und dies vielleicht an ganz bestimmten Körperstellen wie z.B. Bauch, Hüften, Oberschenkeln oder Po, dann kann dies ein erstes Alarmzeichen sein.

Weitere Signale, auf die zu achten es gilt, sind:

1) die exzessive Beschäftigung mit Nahrung, das ständige Kalorienzählen (das letztlich nur ein Pseudowissen darstellt, das in der Regel nichts mit einem guten Wissen über Ernährungszusammensetzung zu tun hat).

2) Bei der Nahrungsauswahl in Supermärkten, beim Einkauf und beim Zubereiten wird immer mehr zu Diätprodukten gegriffen.

3) Bei kritischer Selbstbetrachtung fällt auf, daß das Essen ritualisiert wird, um auf dem Teller zu stochern, Nahrung hin- und herzuschieben.

Ernstere Alarmzeichen sind dann:

1) wenn sich zusätzlich z.B. eine Menstruationsstörung bei sonst unauffälligem organischen Befund einstellt;

2) wenn depressive Verstimmungen, erhöhte Verunsicherbarkeit, Neigung zu Stimmungsschwankungen auftreten;

3) wenn in Verbindung mit Essen Schamgefühle auftreten;

4) wenn die Neigung besteht, heimlich zu essen;

5) wenn die Kontakte zu Freunden abgebrochen werden oder in den Hintergrund treten;

6) wenn die/der Betroffene für andere nicht mehr erreichbar ist, und

7) wenn die/der Betroffene sich ständig mit Nahrung, Figur etc. auseinandersetzt.

All dies sind Anzeichen, die Betroffene bei sich selbst kritisch sehen können, die ihnen aber auch bei offenen Augen vielleicht bei Freunden, Bekannten oder in der Familie von Betroffenen auffallen können. Eßstörungsbetroffene sind in der Regel sehr kritische Beobachter ihrer Umwelt. Und gerade in einer Klinik fällt es ihnen leicht, auch Patienten anderer Stationen oder therapeutisches Personal sehr kritisch bei ihrem Eßverhalten zu beobachten und sich selbst Gedanken über mögliche Eßstörungserkrankungen anderer zu machen. Das liegt sicher auch daran, daß sie die Tricks kennen: Es wird einer Eßstörungsbetroffenen schneller auffallen, wenn jemand nach den Mahlzeiten kurz verschwindet und eventuell mit etwas geröteten Augen oder verunsichert wieder zum Tisch zurückkehrt, weil er sich soeben auf der Toilette erbrochen hat.

Vermehrte Einnahme von Abführmitteln ist ein weiteres Alarmzeichen. Eßstörungen, die durch das Gewicht gekennzeichnet sind wie die Magersucht und die Fettsucht, sind selbstverständlich nach außen hin leicht zu erkennen. Doch sollte niemand voreilige Schlüsse ziehen, da es selbstverständlich sehr dünne Menschen geben kann und ebenfalls dicke, die durchaus psychisch und auch körperlich gesund sind. Daher ist es immer wichtig zu sehen, ob es Anzeichen für eine tatsächliche psychische Störung gibt.

Das Auftreten eines Symptoms, auch wenn es sehr schwerwiegend ist, muß noch lange nicht bedeuten, daß eine Krankheit besteht. Erst wenn mehrere Symptome zusammenkommen, kann eine Diagnose gestellt werden. Das gilt übrigens auch bei anderen Krankheiten. Da Eßstörungen psychosomatische Erkrankungen sind, müssen

Symptome sowohl auf der körperlichen Ebene wie auch auf der seelischen Ebene bestehen. Sie beeinflussen sich dann wechselseitig.

„Wie und warum wird jemand krank?" Bei einer Eßstörungserkrankung spielen sicher unterschiedliche Faktoren eine Rolle. Aber auf jeden Fall besteht für die jeweilige Person eine gewisse Veranlagung zu einer Eßstörungserkrankung. Nur so ist zu erklären, daß unter doch sehr gleichen Umständen der eine Mensch an einer schweren Eßstörung erkrankt, der andere nicht. Im folgenden listen wir eine Auswahl von individuellen Eigenschaften auf, die die Gefahr in sich tragen, daß eine Person eine Eßstörung entwickelt.

- ein alles umfassendes Gefühl von Unzulänglichkeit;
- das Gefühl, überwiegend auf die Erwartungen der Umwelt zu reagieren und große Unsicherheit, zu den eigenen Wünschen und Bedürfnissen zu stehen und diese zu artikulieren;
- ein ausgeprägtes Unsicherheitsgefühl, verbunden mit Angst und der Unfähigkeit, sich selbst als Individuum mit Stärken und Neigungen zu betrachten;
- das Gefühl, für neue Erfahrungen und Erwartungen nicht gerüstet zu sein; solche Gefühle sind häufig verbunden mit Katastrophendenken, Selbstabwertung und wiederum Minderwertigkeit;
- die tiefe Angst vor Unfähigkeit und die Gewißheit, von anderen als nutzlos und wertlos angesehen zu werden;
- eine offensichtliche Fehlwahrnehmung der eigenen Körperausmaße und der Figur; dies ist besonders ausgeprägt bei der Magersucht bzw. bei einer anorektischen Symptomatik;
- die Tendenz, sich an kindliche Verhaltensmuster und kindliche Denkweisen zu klammern und sich nicht die Berechtigung zu geben, jetzt erwachsen zu sein;

- eine herabgesetzte Wahrnehmung von inneren Gefühlen wie Hunger, aber auch anderer Körpersignale wie z. B. Kälte oder Schmerz;
- oft erleben die Betroffenen eine schwierige Pubertät mit Angst und Unsicherheit in bezug auf die eigene Geschlechtsrollenfindung;
- offensichtliche Dickleibigkeit und Fettsucht und damit verbunden immer wieder das mangelnde Selbstwertgefühl.

Wenn nun all diese Faktoren zusammentreffen, muß jemand dann zwangsläufig eine Eßstörung entwickeln? „Oft kommt es zu folgendem relativ typischen Ablauf: Es stellt sich eine gestörte Wahrnehmung in bezug auf die eigene Figur und auf Körpergewicht ein. Beherrschend wird die Frage: Wie wirke ich nach außen? Diese Betroffenen versuchen zunächst, ihr Selbstwertgefühl zu erhöhen, und zwar durch rigoroses Fasten, mit Hilfe von Diäten, die in Verbindung mit Fitnessprogrammen eingesetzt werden. Aus diesem extremen Eßverhalten entstehen dann die bekannten Heißhungerattacken. Die Betroffenen verlieren tatsächlich die Kontrolle: Jojo-Diäten führen letzlich zu höherem Gewicht, extremes Fasten zu extremer Abnahme. Eßstörungen entstehen also aus dem Gefühl heraus, eine Lösung zu finden für das gestörte Selbstwertgefühl. Beeindruckend ist es immer wieder, wenn Betroffene selbst berichten, daß sich sowohl in ihren extrem magersüchtigen Phasen, aber auch, wenn sie deutlich fettsüchtig waren, der Umgang mit Essen so sehr gar nicht verändert hat. In jedem Falle handelt es sich um eine zeitlich überwiegende Beschäftigung mit Nahrung, mit Gewicht, mit Figur. Andere Bereiche, die gerade in diesem Zeitraum wichtig gewesen wären, wie Kontakte zu Freunden, Klärungen in der Familie, im Berufsleben etc. wurden nicht bearbeitet, da gar keine Zeit dafür blieb. Hier wird offensichtlich, daß die Eßstörung auch dazu dienen kann, andere angstmachende Bereiche auszublenden, indem sich alles ums Essen oder Nichtessen dreht. In der Eßstörung drückt sich oft ein defektes Selbstkonzept aus, das die Angst vor innerer Leere oder vor einer Schlechtigkeit, die unter allen Umständen verborgen bleiben muß, schützt und vermeintlich den Umgang damit erleichtert (Hilde Bruch).

Gestörtes Eßverhalten, das eine kürzere Zeit als Diätversuch oder als Ausdruck einer kurzfristigen Unsicherheit oder auch als falsch verstandene Fitneß besteht, muß dennoch noch keine Krankheit sein. Es kann aber den Einstieg in ein eßgestörtes Verhalten und die entsprechende Krankheit bedeuten. Dabei sind die Grenzen der verschiedenen Eßstörungen nicht selten fließend.

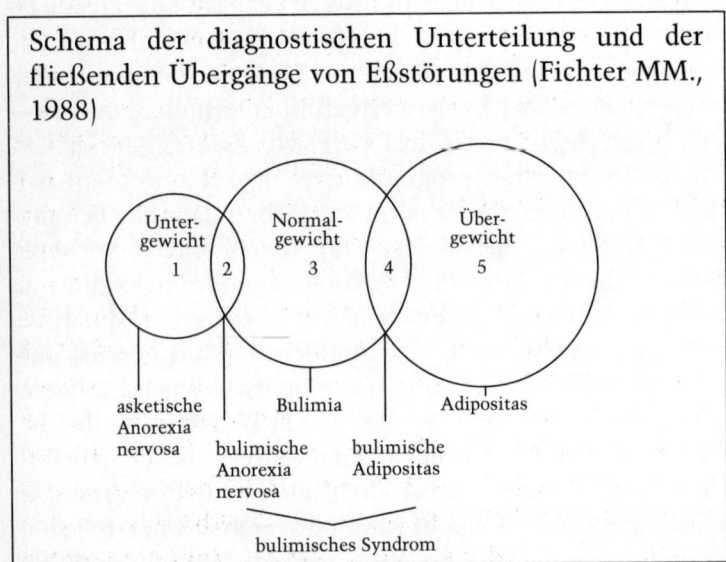

Schema der diagnostischen Unterteilung und der fließenden Übergänge von Eßstörungen (Fichter MM., 1988)

# 1. Das Krankheitsbild der Magersucht bzw. Anorexia nervosa

Die Magersucht ist eine psychosomatische Erkrankung im engeren Sinn, d. h., es finden sich Auswirkungen und Störungen auf der körperlichen Seite ebenso wie im psychischen Bereich, die sich wechselseitig beeinflussen und bedingen können. Der Begriff der Magersucht weist zum einen auf den suchtartigen Charakter dieser Erkrankung hin, dürfte aber begrifflich ebenso sehr zu sehen sein unter der Umwandlung des Wortes magersiech: Dieses Adjektiv kommt von Magersiechtum und geht wohl auf die ersten Fälle zurück, die oft tödlich ausgingen. Der Begriff Anorexia nervosa wiederum, der von dem Engländer Sir William Gull geprägt wurde und inzwischen auch international dieses Krankheitsbild benennt, ist etwas irreführend, denn Anorexia nervosa bedeutet übersetzt „frei von Hunger" bzw. „frei von Begierde". Wer Magersüchtige kennt und mit ihnen arbeitet, wird feststellen, daß in den seltensten Fällen eine echte Appetitlosigkeit besteht. Magersüchtige verweigern die Nahrung aktiv, sie haben den extremen Drang, abzunehmen bzw. das niedrige Gewicht auf niedrigem Niveau zu halten. Gleichzeitig beschäftigen sie sich ganz intensiv mit allem, was mit Nahrung und Ernährung zu tun hat. Obwohl die Betroffenen meist wahre Meister/innen sind, ihren mageren, ausgemergelten Körper mit Kleidung geschickt zu kaschieren, ist das ausgeprägte Untergewicht mit das hervorstechendste Merkmal. Neben dem gestörten Eßverhalten und dem Untergewicht spielt die Störung der Wahrnehmung sowie der angemessene Ausdruck von Gefühlen eine Rolle, verbunden mit mangelndem Selbstwertgefühl und häufig überangepaßter Leistungsbereitschaft.

Es soll zunächst auf die Kriterien eingegangen werden, die die diagnostische Zuordnung zum Krankheitsbild Anorexia nervosa erlauben. Feigner und Mitarbeiter haben

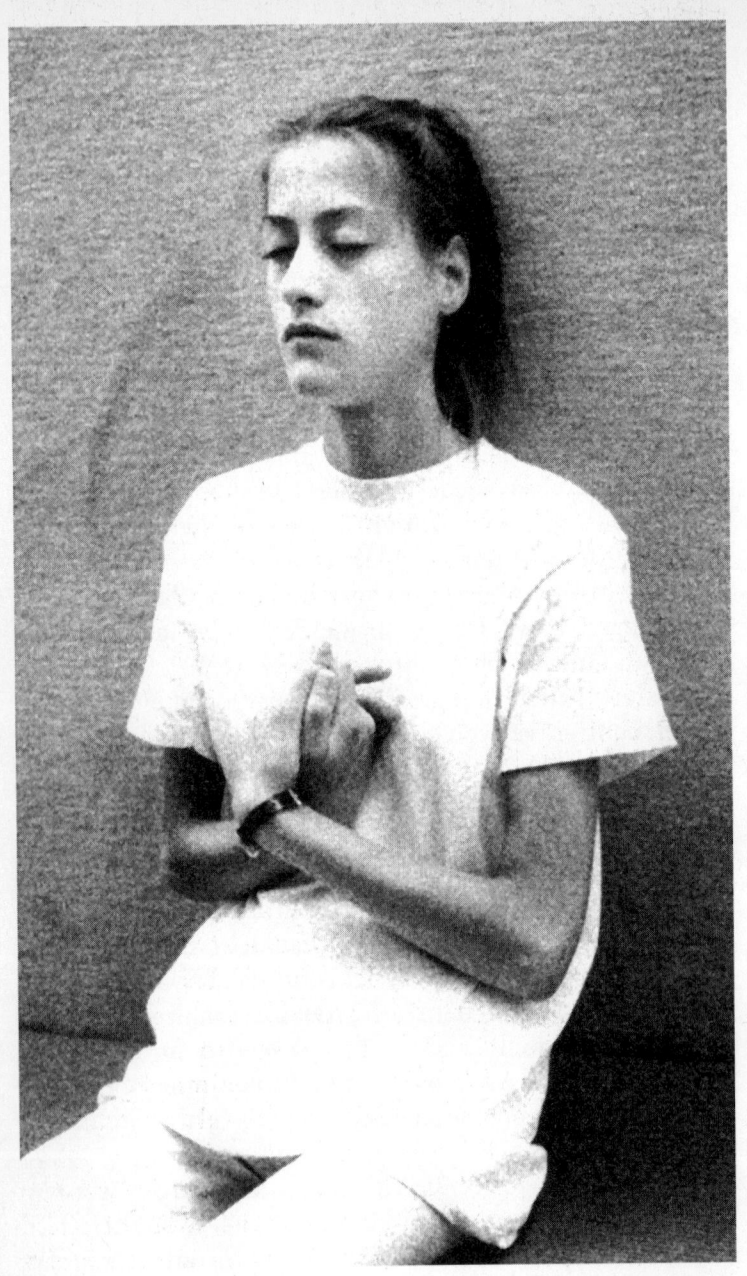

1972 die Grundlagen für die aktuelle Beschreibung der Krankheit geschaffen, wie sie auch heute noch mit Abänderungen in den Diagnosekriterien der Amerikanischen Gesellschaft für Psychiatrie bzw. in den Diagnosekriterien der Weltgesundheitsorganisation, wie sie jetzt in ihrer 10. Fassung vorliegen, gefunden wird. Nach Feigner liegt dabei der Krankheitsbeginn vor dem 25. Lebensjahr, und es besteht ein Gewichtsverlust von mindestens 25 % des angemessenen Körpergewichtes. Er beschreibt die verzerrte, nicht korrigierbare Einstellung zu Essen, Nahrung bzw. Gewicht, die trotz Hunger, Ermahnung, Bekräftigung oder Drohung weiter besteht. Die Krankheit wird verleugnet und der notwendige Kalorienbedarf nicht wahrgenommen. Es besteht anscheinend eine Freude am Gewichtsverlust mit Anzeichen dafür, daß die Nahrungsverweigerung als angenehm erlebt wird. Das Körperidealbild ist geprägt von extremer Schlankheit bis hin zur Auszehrung. Auffällig erscheint das ungewöhnliche Horten von Eßwaren. Es dürfen keine organischen Erkrankungen bestehen, auf die die Gewichtsabnahme und der Gewichtsverlust zurückgeführt werden können. Auch sollte keine andere psychische Erkrankung, insbesondere keine endogene Depression, Schizophrenie oder Zwangsneurose bzw. Phobie vorliegen. Zwei von folgenden sechs Symptomen mußten zudem bestehen: Ausbleiben der Regelblutung, Lanugo-Behaarung (übermäßige Körperbehaarung mit sehr feinen Haaren), niedrige Pulsfrequenz von unter 60 Schlägen/Minute, periodenweise körperliche Überaktivität, Freßattacken und gegebenenfalls selbstinduziertes Erbrechen. (Hier ergibt sich bereits ein Hinweis, daß auch schon in den 1972 erstellten Kriterien die Magersucht mit bulimischer Symptomatik gesehen wurde, obgleich das Krankheitsbild der Bulimie erst 1979 von Russel definiert wurde.)

Um den Lesern einen aktuellen Überblick darüber zu geben, welche Verhaltensstörungen heute als diagnostische Kriterien für die Diagnose einer Anorexia nervosa notwendig sind, werden in der folgenden Tabelle die Diagnosekriterien nach DSM-IV (Diagnostisches Statistisches Manual psychischer Erkrankungen der American Psychiatric Association, DSM-IV) dargestellt.

---

### Diagnostische Kriterien für Anorexia nervosa nach DSM-IV (Stand 02/93)

A. Weigerung, das Körpergewicht über ein für Alter und Größe normales Gewicht hochzuhalten, d.h. Gewichtsverlust, der zur Erhaltung eines Körpergewichts, das 15 % unterhalb des erwarteten liegt, führt; die während der Pubertät erwartete Gewichtszunahme erfolgt nicht und führt dazu, daß das Körpergewicht unter 15 % unter dem erwarteten bleibt.

B. Starke Angst, dick zu werden, selbst bei Untergewicht.

C. Störung im Erleben des eigenen Körpergewichtes und der Figur, d.h., sich „dick zu fühlen", selbst bei bedrohlichem Zustand, die Überzeugung zu haben, daß eine Körperregion zu „dick" ist, selbst wenn im Gegensatz dazu Untergewicht besteht, oder übermäßiger Einfluß des Körpergewichtes und der Figur auf das Selbstwertgefühl.

D. Bei Frauen Ausbleiben der Menstruation für mindestens drei aufeinanderfolgende Zyklen, wenn diese unter anderen Umständen auftreten müßten (primäre und sekundäre Amenorrhoe).

*Spezifizierung des Types:*
- Restriktiver Typ: Während der anorektischen Phasen treten in der Regel keine Heißhungeranfälle oder gegensteuernde Maßnahmen auf.
- Bulimischer Typ: Während der anorektischen Phasen hat die Patientin in der Regel Heißhungeranfälle oder gibt gegensteuernde Maßnahmen

---

## Body-Mass-Index (BMI)

Markieren Sie an der linken Skala Ihr aktuelles Gewicht und an der rechten Skala die Körpergröße und ziehen Sie eine Verbindungslinie. In der Mitte können Sie dann Ihre aktuelle BMI-Ziffer ablesen.

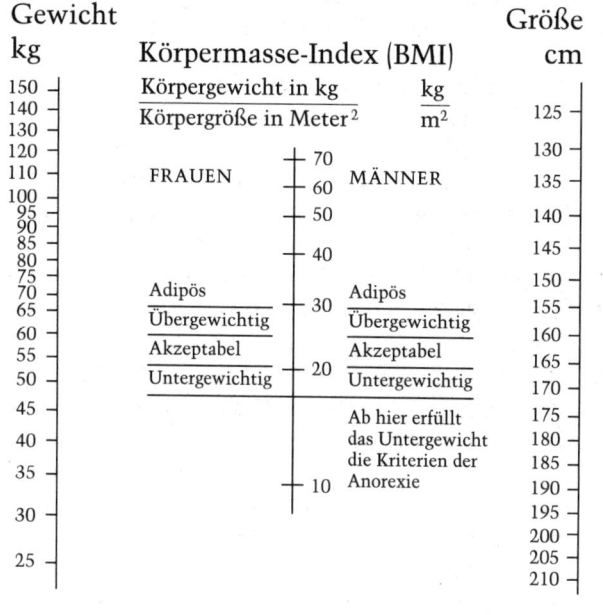

*Was sind also nun die Leitsymptome einer Magersucht?*

Auffälligstes und Kernmerkmal ist selbstverständlich der Gewichtsverlust bzw. das niedrige Gewicht. Gefordert werden 15 % des zu erwartenden Körpergewichtes, wobei hier vom sogenannten Broca-Index ausgegangen wird, eine nicht ganz unumstrittene Methode, um das Idealgewicht zu errechnen. Der Broca-Index errechnet sich aus der Körpergröße in cm minus 100. Um das Idealgewicht zu errechnen, werden bei Männern nochmals 10 %, bei Frauen 15 % abgezogen. Im klinischen Bereich hat sich der soge-nannte Body-Mass-Index (= Körpergewicht in Kilogramm, geteilt durch Körpergröße·· in m² ··) bewährt, wobei bei der Magersucht davon auszugehen ist, daß der Body-Mass-In-dex unter 17,5 liegt. Für den Body-Mass-Index gibt es eine Tabelle, aus der auch der Leser schnell errechnen kann, in-wieweit nach diesem Index sein Körpergewicht noch im Bereich der Norm liegt. Bei einer Adipositas bzw. Fett-sucht wäre davon auszugehen, daß der Body-Mass-Index über 30 bzw. über 35 zu liegen hat.

## 2. Das Krankheitsbild der Bulimia (nervosa) bzw. Eß-Brech-Sucht

Anders als bei der Magersucht, die früher oder später durch das niedrige Gewicht, durch das Ausbleiben der Regelblutung und durch die spezifische Dynamik mit aktiver Nahrungsverweigerung auffällt, stellt die Bulimie eine Erkrankung dar, die offensichtlich über lange Zeit nicht als eigenständige Krankheit erkannt, sondern unter viele andere Krankheitsbilder eingeordnet wurde. Bulimie dürfte aber letztlich für die extreme Zunahme von Eßstörungserkrankungen die größte Rolle spielen. Die Bulimie – wörtlich übersetzt „Ochsenhunger" – auch Eß-und-Brech-Sucht genannt (obwohl das Erbrechen kein notwendiges Kriterium für diese Erkrankung darstellt), wurde erst 1979 als eigenständiges Krankheitsbild in den Diagnosekriterien der Amerikanischen Psychiatrischen Gesellschaft dargestellt. Auch in den Diagnosekriterien der Weltgesundheitsorganisation findet sie erst in der neuesten, der zehnten Fassung, Eingang. Ebenso wie die Magersucht ist auch das Krankheitsbild der Bulimie insgesamt rätselhaft und komplex. Es schließt viele körperliche und seelische Symptome ein und birgt ebenso wie andere Eßstörungen unterschiedlichste Ursachen sowie auslösende und aufrechterhaltende Faktoren in sich. Dennoch war es von großer Bedeutung, als die Bulimie 1979 von Russel als eigenständiges Krankheitsbild beschrieben wurde.

Zwischen den verschiedenen Eßstörungserkrankungen finden sich fließende Übergänge. Der Versuch einer klaren Grenzziehung ist bisher zum Scheitern verurteilt. Über die Bulimie kann gesagt werden, daß sie das Chamäleon der Eßstörungserkrankungen darstellt: Die Betroffenen verwirklichen nach außen hin noch mehr als andere Eßstörungserkrankte nicht selten ein Ideal bezüglich ihres Gewichtes, ihrer äußerlichen Attraktivität und ihrer An-

Diagnostische Kriterien für Bulimia nervosa nach DSM-IV (Stand 02/93)

A. Wiederholte Episoden von Heißhungeranfällen mit den folgenden Kennzeichen:

(1) rascher Verzehr einer großen Nahrungsmenge in einer relativ kurzen Zeit, gewöhnlich weniger als zwei Stunden; die Menge ist deutlich größer, als die meisten Personen in einer vergleichbaren Zeitspanne zu sich nehmen würden;

(2) während der Freßattacken besteht das Gefühl, keine Kontrolle mehr über das Eßverhalten zu haben;

B. regelmäßiges selbstherbeigeführtes Erbrechen oder Mißbrauch von Laxantien, Diuretika oder rigorose Diäten, Fasten oder exzessive körperliche Betätigung, um die Effekte der Heißhungeranfälle zu reduzieren;

C. ein durchschnittliches Minimum von zwei Bulimieattacken/Woche für mindestens drei Monate und ein durchschnittliches Minimum von zwei Episoden gegensteuernder Maßnahmen/Woche für mindestens drei Monate.

D. Das Selbstwertgefühl wird von Körpergewicht und Figur übermäßig beeinflußt.

E. Die bulimische Symptomatik tritt nicht ausschließlich während Episoden von Anorexia nervosa auf.

*Spezifizierung des Types:*

● „Purger": Die gegensteuernden Maßnahmen sind Erbrechen, Laxantien- oder Diuretika-Abusus.

● „Nonpurger": Die gegensteuernden Maßnahmen sind ausschließlich Diäten, Fasten oder exzessive körperliche Betätigung.

# Binge Eating Disorder (Heißhungerstörung)

A. Wiederholte Episoden von Heißhungeranfällen mit den folgenden Kennzeichen:

(1) rascher Verzehr einer großen Nahrungsmenge in einer relativ kurzen Zeit, gewöhnlich weniger als zwei Stunden; die Menge ist deutlich größer als die meisten Personen in einer vergleichbaren Zeitspanne zu sich nehmen würden;

(2) während der Freßattacken besteht das Gefühl, keine Kontrolle mehr über das Eßverhalten zu haben.

B. Während der meisten Heißhungerattacken treten mindestens drei der folgenden Verhaltensindikatoren für Kontrollverlust auf:

(1) wesentlich schneller essen als gewöhnlich;

(2) so lange essen, bis man sich unangenehm voll fühlt;

(3) große Mengen Nahrung zu sich nehmen, ohne sich körperlich hungrig zu fühlen;

(4) alleine essen, weil man sich schämt, wieviel man zu sich nimmt;

(5) nach dem Heißhungeranfall fühlt man sich von sich selbst angeekelt, depressiv oder sehr schuldig.

C. Deutliches Unbehagen (Distress) bezüglich der Heißhungeranfälle.

D. Ein durchschnittliches Minimum von zwei Tagen mit Heißhungerattacken/Woche für mindestens sechs Monate.

E. Die bulimische Symptomatik tritt nicht ausschließlich während Episoden von Anorexia nervosa oder Bulimia nervosa auf.

gepaßtheit in sozialen gesellschaftlichen Situationen. Bevor aber nun auf die Dynamik näher eingegangen werden soll, erscheint es zunächst notwendig, die offiziellen Kriterien, wie sie von der Amerikanischen Psychiatrischen Gesellschaft aufgestellt wurden, darzustellen:

Auch wenn die Diagnosekriterien noch weiter differenziert werden, ist für den Kliniker klar, daß im Gegensatz zur Anorexie, bei der das Untergewicht das Leitsymptom darstellt, die Bulimie in „allen Gewichtsklassen" vorkommen kann. Neben anderen Faktoren steht bei der Bulimie das individuelle Schlankheitsbild mit dem übermächtigen und allgegenwärtigen Gedanken, zu dick zu sein und sich zu dick zu fühlen, ganz im Vordergrund. Betroffene beschreiben häufig ein genau festgelegtes Figurideal. Sie schneiden gleichsam eine Schablone für ihren Körper aus. Sie glauben, daß sie nur, wenn sie exakt in diese Schablone hineinpassen, zufrieden sein können. Ist dieses Gewicht dann tatsächlich erreicht, hält die Schablone in der Regel nicht, was sie verspricht und muß weiter verkleinert werden, und sei dies nur an einzelnen Körperstellen. Interessant war es deshalb auch, als in einer Untersuchung über 700 Betroffene befragt wurden, ob sie bereit wären, 5 kg an Körpergewicht zuzunehmen, wenn sich dadurch ihr Eßverhalten normalisieren würde. Der größere Teil verneinte dies und bewies somit wiederum die extreme Angst vor Gewichtszunahme. Besonders belastend ist es deshalb für Bulimikerinnen, wenn es ihnen nicht oder nur sehr schwer gelingt, das Gewicht nach Heißhungeranfällen schnell wieder zu reduzieren (ein Teil der Betroffenen berichtet, daß ihnen nach einer Eingewöhnungszeit das Erbrechen keinerlei Schwierigkeiten mehr bereitet und bereits das Sich-Beugen über eine Toilettenschüssel mit leichtem Handdruck auf die Magengegend zu spontanem Erbrechen führt, andere dagegen müssen teils martialische Hilfsmittel einsetzen).

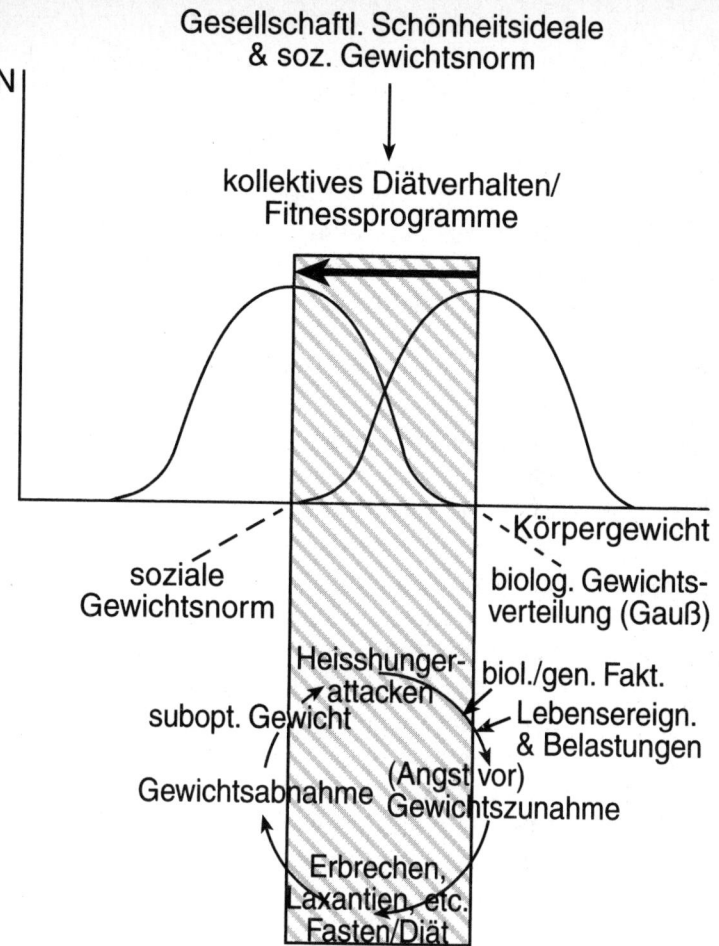

Gesellschaftl. Schönheitsideale
& soz. Gewichtsnorm

kollektives Diätverhalten/
Fitnessprogramme

N

Körpergewicht

soziale
Gewichtsnorm

biolog. Gewichts-
verteilung (Gauß)

Heisshunger-
attacken

biol./gen. Fakt.

subopt. Gewicht

Lebensereign.
& Belastungen

(Angst vor)
Gewichtszunahme

Gewichtsabnahme

Erbrechen,
Laxantien, etc.
Fasten/Diät

Das Vorkommen der Bulimie und Anorexie liegt in den Industrieländern deutlich höher als in der dritten Welt. Hohes Nahrungsangebot bei gleichzeitig übertriebenem Schlankheitsideal ist ein wesentlicher Grund. Geschlechtsspezifisch tritt die Bulimie seltener beim männlichen Geschlecht auf, obwohl hier in letzter Zeit immer wieder diskutiert wird, ob nicht eine deutliche Zunahme zu verzeichnen ist; dies interessanterweise, seit auch in der Werbung immer mehr der schlanke, durchtrainierte und nur minimal bekleidete männliche Körper dargestellt wird. Beobachtungen weisen darauf hin, daß die Mittel- und Oberklasse von diesem Krankheitsbild eher betroffen ist, und daß es zudem noch deutlich gehäuft z. B. bei Ballettänzerinnen, Athletinnen, Models und Diätassistentinnen auftritt. Aber selbst wenn Schlankheit als überzogenes Ideal einer übersättigten Gesellschaft gesehen wird, kann die gegenregulierende Kraft des Schlankheitsideals im allgemeinen durchaus auch sinnvoll sein. Würde ein übermäßiges Nahrungsangebot zu weit verbreiteter Fettleibigkeit führen, so würden die körperlichen Risiken, die mit Fettleibigkeit verbunden sind, ansteigen (hoher Blutdruck, Herzkranzerkrankungen, Diabetes etc.). Unter diesem Aspekt könnten natürlich Eßstörungserkrankungen, die dem Schlankheitsideal frönen, als ein gesamtgesellschaftlicher Preis zu sehen sein dafür, daß durch Übergewicht bedingte Störungen nicht zunehmen. Wenn dies allerdings durch eine andere Eßstörung erkauft wird, handelt es sich um einen gefährlichen Irrweg.

# 3. Adipositas, Fettleibigkeit bzw. Fettsucht

Die Gesellschaft, vor allem in westlichen Industrieländern, ist besessen von einem Schlankheitsideal. Etwa 80 bis 90 % der Frauen und auch ein erheblicher Prozentsatz der Männer glauben, sie seien zu dick, und etwa 80 % haben bereits bis zum 18. Lebensjahr irgendwann einmal einen Diätversuch gemacht, während ca. 70 % der Frauen relativ regelmäßig genau auf ihr Eßverhalten achten. Übergewicht stellt tatsächlich ein weitverbreitetes Problem in westlichen Industrienationen dar, und es ist davon auszugehen, daß z. B. in den USA 25 % der Bevölkerung deutlich übergewichtig ist (d. h. mehr als 20 % Übergewicht haben). Dennoch wurden Übergewicht oder Fettsucht in der Vergangenheit nicht als eine psychische Störung betrachtet. Auch in den immer wieder angeführten Diagnosekriterien der Amerikanischen Psychiatrischen Gesellschaft (DSM-III-R) wird Fettsucht nicht als Diagnose aufgeführt, und die Diagnosekriterien der Weltgesundheitsorganisation in ihrer vorletzten Form sieht Fettleibigkeit oder Fettsucht im wesentlichen als körperliche Störung. In den neuesten Kriterien der WHO taucht die Fettleibigkeit als Störung in Verbindung mit anderen psychischen Erkrankungen auf, und zwar 1) als Reaktion auf belastende Ereignisse, 2) als Grund einer psychischen Störung und 3) als ein Nebeneffekt einer Langzeitbehandlung mit Neuroleptika oder Antidepressiva.

Für die Fettleibigkeit und Fettsucht gibt es vor allem auf der Gewichtsebene Definitionen, die in dieser Weise nicht haltbar sind. Bekannt ist der sogenannte Broca-Index, bei dem das Normalgewicht definiert wird durch Körpergröße minus 100 in kg und daß beim Idealgewicht noch einmal 10 % für Männer und 15 % für Frauen abgezogen werden. Dies sollte ein Idealgewicht darstellen mit der höchsten Lebenserwartung, was sich bei näherer Beobachtung als unrichtig herausgestellt hat. Richtig ist vielmehr, daß jedes menschliche Wesen ein Durchschnittsgewicht hat, das weit variieren kann, genauso wie die Größe eines Menschen, seine Haarfarbe oder seine Augenfarbe. Wenn man Studien genauer betrachtet, stellt sich heraus, daß eine höhere Todesrate signifikant nur bei hohem Übergewicht auftritt. Viele der Gesundheitsprogramme, die bei leichtem Übergewicht zu teils recht rigorosen Diäten raten, geraten damit ins Zwielicht. Es gibt sogar eine berühmte Studie (Framingham, Massachusetts), die zeigte, daß Menschen mit etwa 20 % Übergewicht eine niedrigere Erkrankungsrate und Todesrate hatten als Menschen, die 20 % unter ihrem Idealgewicht lagen. Dennoch besteht weiterhin ein ausgeprägter Druck abzunehmen, gefördert von medizinischer Seite, wo vielfach das erhöhte Risiko für bestimmte Erkrankungen, insbesondere Bluthochdruck, Diabetes, Herzkreislauferkrankungen sowie Krebserkrankungen in den Mittelpunkt gestellt wird. Dabei ist es richtig, daß eine Ernährungsumstellung und oft geringe Gewichtsabnahmen bereits zu einer drastischen Reduzierung derartiger Risiken führen können. Richtig ist aber auch, daß die Gesundheitsgefährdung durch Übergewicht vielfach überschätzt wird. Hinweise gibt es auch, daß das höhere Risiko für bestimmte Erkrankungen eher auf die Fettverteilung im Körper zurückzuführen ist als auf das Übergewicht an sich. So scheint es, daß eine Ansammlung von Fett im oberen Körperbereich, wie sie häufiger bei Männern zu finden ist, gesundheitsschädlicher ist als eine gleichmäßige Verteilung oder eine Ansammlung unterhalb der Taille (Garner & Wooley, 1991). Vielleicht ist es nicht so sehr die Gewichtsabnahme, sondern die veränderte Nahrungszusammensetzung wie z. B. die Reduzierung der Salzzufuhr, die eine Verbesserung der Gesundheitssituation bei Ernährungsumstellung ausmacht. Auch wenn wir davon ausgehen, daß es viele gesunde Dicke gibt, die in ihrem engeren Umfeld durchaus geschätzt werden, so kann doch nicht geleugnet werden, daß Fettsucht mit

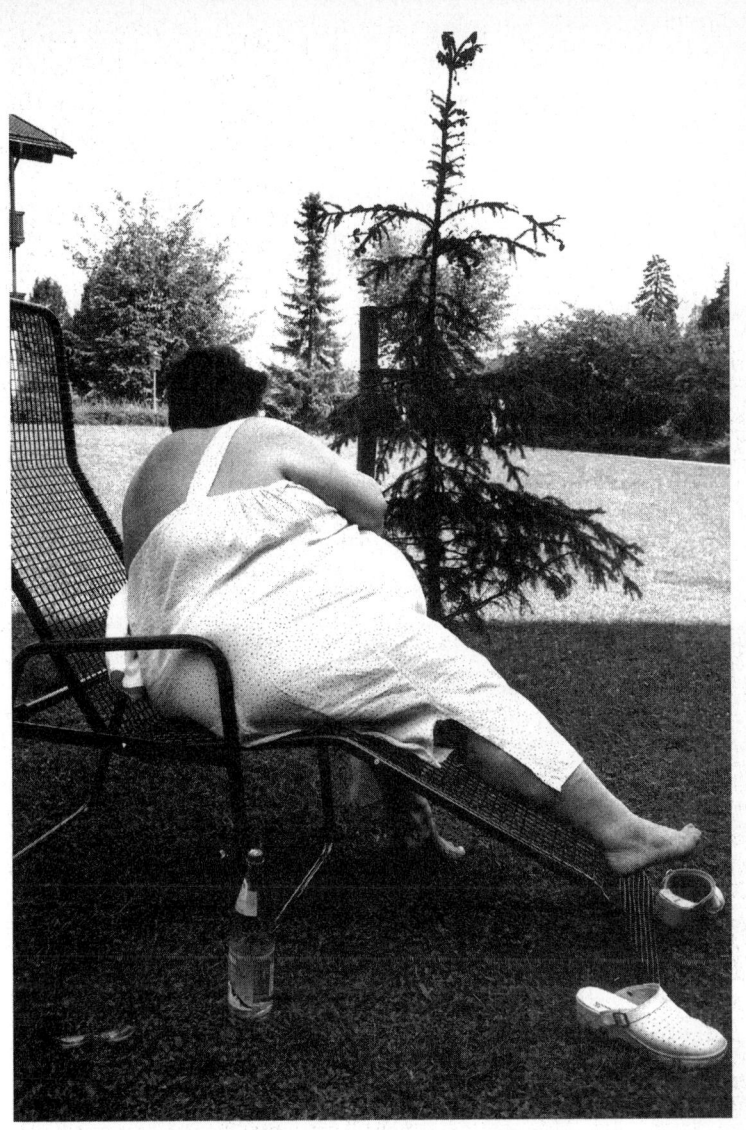

erheblichen sozialen Vorurteilen belastet ist. Übergewichtige werden für faul, langweilig, träge, nicht erfolgreich und dumm gehalten. Dieses Vorurteil findet sich schon im Kindesalter und wird oft auf grausame Weise auf Pausenhöfen demonstriert. Wenn man sich diese Diskriminierung näher anschaut, so ist offensichtlich, daß die psychosozialen Belastungen aufgrund der Fettleibigkeit vielleicht den Hauptleidensdruck für Dickleibige ausmachen.

Besonders grausam wird dieses Spiel, wenn man den von der Schlankheitsindustrie in die Medien lancierten Berichten folgt, in denen suggeriert wird, daß das Erreichen des idealen, schlanken, durchtrainierten Körpers jederzeit leicht möglich sei und letztlich nur eine Frage des Willens darstelle. Millionen übergewichtiger Menschen machen täglich leidvoll andere Erfahrungen. Selbst wenn sie mit viel Mühe durch unterschiedlichste Diäten an Gewicht verloren haben, erreichen die meisten nach längerer oder kürzerer Zeit wieder ihr Ausgangsgewicht. Studien beweisen, daß etwa 95 bis 98 % derer, die eine Diät durchmachen, innerhalb von zwei bis fünf Jahren wieder ihr ursprüngliches Gewicht oder sogar noch mehr Übergewicht erreicht haben. Wie auch bei anderen Eßstörungen erfordert und bewirkt die Diät, egal von welcher Gewichtsklasse sie ausgeht, daß die inneren Signale für Hunger und Sättigung ignoriert werden. Dieser Faktor in Verbindung mit Hungerstreß führt nicht selten zu periodisch auftretenden Heißhungerattacken, die letztlich nur zu stoppen wären, indem der Diäter wieder zu seinem normalen Gewicht zurückkehrt. Die bekannten Jojo-Effekte bei der Diät, gemeint ist damit eine rasche Gewichtsabnahme in kurzer Zeit und eine Gewichtszunahme in einem entsprechend längeren Zeitraum, sind besonders gefährlich und stellen mit das größte Risiko für Herzerkrankungen dar.

Beim Kapitel Fettsucht sollte auch kurz auf die Setpoint-Theorie (Niesbet, 1972) eingegangen werden. Dabei ist davon auszugehen, daß der Körper Mechanismen zu besitzen scheint, die das Körpergewicht auf einem bestimmten individuellen Niveau halten. D.h., daß Übergewicht für viele Menschen eine Normalität darstellt, von der der Körper nicht gerne abweicht und wahrscheinlich auch gar nicht sollte. Restriktionen durch Diäten und ständige Gewichtsschwankungen sind somit gefährlicher, als das Gewicht auf einem höheren Niveau und bei ausgewogener Nahrungszufuhr gleichmäßig zu halten. Das Setpointgewicht können die meisten Menschen leicht erkennen, da es das Gewicht darstellt, das sie in weitgehend psychischer Ausgeglichenheit bei normalem Ernährungsverhalten relativ leicht erreichen können. Dann tritt auch nach Phasen, in denen man kurz zugenommen hat, eine Gewichtsregulierung durch vermindertes Hungergefühl mehr oder weniger ganz von selbst ein. Hiermit wird schon deutlich, daß die Adipositas, die Fettsucht, ein vielschichtiges Problem ist. Es wäre ein Trugschluß zu glauben, dies könnte durch noch ausgewogenere und bessere Diäten leicht beseitigt werden.

Dennoch muß das nicht heißen, daß sich jede/r Übergewichtige Zeit seines Lebens mit dem Übergewicht abfinden muß. Und dies aus folgenden Gründen: Es ist anzunehmen, daß die Veranlagung zum Übergewicht bei bestimmten Menschen bereits vorhanden ist. Ob sich im Laufe des Lebens dann tatsächlich ein Übergewicht entwickelt, hängt von unterschiedlichen Faktoren ab wie z. B. Umweltfaktoren, soziales Milieu, Familiensystem etc. Eine große Rolle spielt dabei z. B. der Grundumsatz, d. h., wieviel unser Körper in Ruhe und bei Belastung verbraucht. Dieser Grundumsatz ist zum einen eine wichtige Grundlage, auf welchem Boden sich Übergewicht entwickeln kann, stellt aber selbstverständlich auch bei der Therapieplanung einen wichtigen Faktor dar. Es ist zu vermuten, daß Übergewichtige häufig einen erniedrigten Grundumsatz haben, und es ist auch bekannt, daß bestimmte Erkrankungen, die mit einem erniedrigten

Grundumsatz einhergehen wie z. B. Unterfunktion der Schilddrüse, tatsächlich zu Übergewicht führen können. Bekannt ist aber auch, daß während Fasten- und Diätphasen der Grundumsatz und Energieverbrauch sinkt. Dies ist ein weiterer Hinweis dafür, daß durch Diäten unter Umständen geradezu Fettleibigkeit erzeugt werden kann. Durch eine strikte Diät wird dem Körper nämlich vermittelt, daß zur Zeit Hungerperioden herrschen, und physiologischerweise schaltet er auf einen niedrigeren Energieverbrauch, um diese Hungerperiode überstehen zu können. Gleichzeitig besteht jedoch in der Regel ein Übernahrungsangebot, und auf psychologischer Seite kommt es noch mehr zu Streßreaktion und zur Auslösung von Heißhungerattacken in Form eines Kontrollverlustes. Bekannt für all die Diäten ist auch, daß nach einer restriktiven Diät bei Rückkehr zu normalem Essen das Gewicht schnell wieder ansteigt. Dies dürfte mit dem Setpoint und dem durch die Diät verringerten Grundumsatz zu tun haben.

*Was sind nun die psychologischen Aspekte des Übergewichtes?*

Bei der Beschreibung, wie es zu Übergewicht und Fettsucht kommt, existieren drei klassische psychologische Grundkonzepte, die darauf beruhen, daß das Eßverhalten verstärkt von Umgebungsreizen abhängig gemacht wird (Externalität). Das erste Konzept geht davon aus, daß dicke Menschen weniger stark ihre inneren Signale für Hunger/Sättigung wahrnehmen, sondern sich besonders stark von Umgebungsreizen wie Aussehen, Geruch oder Geschmack der Nahrung, aber auch soziale Situationen, Einladung, Feste usw. verleiten lassen, Nahrung zu sich zu nehmen und ihre inneren Signale dabei nicht mehr wahr-nehmen.

Das zweite Konzept befaßt sich mit dem kontinuierlichen Versuch, die Nahrungsaufnahme einzuschränken (Restriktion). Hier geht es im wesentlichen darum, daß durch Diäten künstlich Fastenphasen herbeigeführt werden, die zum einen den Energiehaushalt des Körpers herunterregulieren, zum anderen Heißhungerattacken vorprogrammieren. Auch hier geht es darum, daß der restriktive Eßstil nicht mehr aufgrund körperlicher Signale des Hungers und der Sättigung, sondern aufgrund extremer, künstlich aufgelegter Beschränkungen erfolgt.

Das Konzept der Emotionalität geht von emotionalen Signalen als Auslöser für das Eßverhalten aus. Nach diesem Modell reagieren Übergewichtige auf Emotionen wie Ärger, Langeweile, Zorn, Frustration verstärkt mit Eßlust. Wer kennt nicht den Ausdruck Kummerspeck? Hier wird davon ausgegangen, daß Übergewicht hauptsächlich Ausdruck einer psychischen Störung sei. Für viele der Betroffenen mag dies durchaus der Fall sein, wird aber einigen nicht gerecht, da – wie wir bereits am Anfang ausgeführt haben – es durchaus psychisch gesunde Übergewichtige gibt.

Eine der einfachsten Theorien besteht darin, daß Übergewichtige mehr essen als Normalgewichtige. Tatsache ist, daß Übergewichtige stärker als Normalgewichtige ihr tatsächliches Körpergewicht und die täglich aufgenommene Kalorienmenge unterschätzen. Dennoch gibt es eine große Bandbreite von Eßverhalten, gerade bei Übergewichtigen, und eine generelle Ursache für eine Adipositas konnte bisher nicht gefunden werden.

Im folgenden finden sich die diagnostischen Kriterien psychisch bedingten Übergewichtes nach dem Internationalen Diagnoseschlüssel der Weltgesundheitsorganisation (WHO):

Übergewicht (im Zusammenhang mit anderen Störungen) nach ICD-10 F. 50.5

A. Übergewicht als Reaktion auf belastende Ereignisse: Trauerfälle, Unfälle, chirurgische Operationen, Geburt eines Kindes und emotional belastende Ereignisse können besonders bei Neigung zu „reaktivem Übergewicht" zu Gewichtszunahme führen.

B. Übergewicht als Ursache psychologischer Störungen: Übergewicht resultiert in Empfindsamkeit gegenüber Kritik an der äußeren Erscheinung und Mangel an Selbstvertrauen. Die subjektive Bewertung der Körperfigur kann übertrieben sein. Leichtere depressive Symptome (Angst, Unruhe, Schwäche, Reizbarkeit) und seltener schwere Depressionen (Fastendepression) können als Folge von Fasten und Diät auftreten.

C. Übergewicht als unerwünschte Wirkung einer Langzeitbehandlung mit Neuroleptika oder Antidepressiva.

## 4. Pica

In medizinischen Lehrbüchern wird immer wieder auf zwei relativ seltene Krankheitsbilder eingegangen, die schon lange bekannt sind: Dies ist zum einen die sogenannte Pica. Hauptmerkmal dieser Erkrankung ist das Essen ungenießbarer Stoffe. Es wird besonders bei Kleinkindern gesehen, diese essen dann z. B. Farbe, Gips, Bindfäden, Haare oder Stoff. Ältere Kinder werden dabei beobachtet,

Sand, Insekten, Blätter oder Steinchen zu sich zu nehmen, wobei offensichtlich keine Aversion gegen diese Nahrungsmittel besteht. Die Pica beginnt gewöhnlich im Alter zwischen 12 und 14 Monaten, der Beginn kann aber auch schon etwas früher liegen. In Zusammenhang mit dieser Krankheit werden immer Vernachlässigung, mangelnde Aufsicht, aber auch geistige Behinderung genannt. Im Erwachsenenalter ist die Pica sehr selten, wird aber gelegentlich auch dort beobachtet.

Die Pica spielt im Rahmen dieses Buches keine wesentliche Rolle und soll auch nur der Vollständigkeit halber hier erwähnt werden.

## 5. Ruminationsstörung

Bekannter ist die Ruminationsstörung, die vor allem bei Kleinkindern beobachtet wurde, aber auch andere Eßstörungserkrankte berichten manchmal sehr schambesetzt, daß sie weiter an dieser Störung leiden oder diese Störung auch gezielt einsetzen zur Gewichtskontrolle. Hauptmerkmal ist dabei das wiederholte Emporwürgen der Nahrung, dabei wird teilweise verdaute Nahrung ohne Übelkeit, Erbrechen, Ekel oder Erkrankung des Magen-Darm-Traktes in den Mund gewürgt. Die Nahrung wird dann ausgespuckt oder gekaut und wieder verschluckt. Bei Kindern hat man dabei häufig eine typische Haltung beobachtet, bei der der Rücken angespannt und gebogen ist und der Kopf nach hinten gehalten wird. Mit der Zunge führt das Kleinkind Saugbewegungen aus und erweckt dabei den Eindruck, als gewinne es dadurch erhebliche Befriedigung. Im Erwachsenenalter wird diese Störung eher gezielt eingesetzt: Nahrung wird nicht geschluckt, sondern nur gekaut und dann ausgespuckt. Auch das Hochwürgen der Nahrung und das Wiederkauen, Herunterschlucken oder Ausspucken stellt eine Variante dar. Im Kleinkindalter führt diese Störung häufig zu einer Unterernährung, die auch tödlich verlaufen kann. Glücklicherweise tritt diese Störung sehr selten auf. Im Erwachsenenalter findet sie sich eher als eine Variante der gegensteuernden Maßnahmen bei Bulimia nervosa.

Pica und Ruminationsstörungen, die im Kindesalter auftreten, sind typische Erkrankungen der frühen Kindheit und wahrscheinlich nicht mit Anorexie oder Bulimie verwandt.

## 6. Nicht näher bezeichnete Eßstörungen und atypische Eßstörungen

Um ein Krankheitsbild definieren zu können, ist es wichtig, weitgehende Einigung zu erzielen, welche Kriterien dafür vorliegen sollen. Es ist natürlich unvermeidlich, daß sich diese Kriterien im Laufe der Zeit und bei intensiverer Untersuchung und Wissen über dieses Krankheitsbild ändern können. Deshalb ist es verständlich, daß es auch Eßstörungen gibt, die nicht den klassischen Erkrankungen wie Bulimie, Magersucht oder Fettsucht zuzuordnen sind. Sie werden in der Regel als „nicht näher bezeichnete Eßstörungen" beschrieben. Es handelt sich dabei z. B. um Betroffene mit durchschnittlichem Gewicht, die keine typischen Phasen der Eßsucht durchlaufen, aber häufig aus Angst vor Gewichtszunahme nach dem Essen erbrechen. Es gibt auch betroffene Frauen, die im Grunde alle Merkmale der Anorexia nervosa erfüllen mit Ausnahme des Ausbleibens der Monatsregel. Besteht eine Monatsregel, ohne daß sie durch Medikamente herbeigeführt wird, kann die Diagnose einer Anorexie, also einer Magersucht, nicht gestellt werden. Dies würde dann als atypische Eßstörung mit anorektischer Symptomatik bezeichnet werden.

Die Weltgesundheitsorganisation hat für Eßstörungserkrankungen, die nicht sämtliche Diagnosekriterien der

Anorexie erfüllen, die Bezeichnungen „atypische Anorexia nervosa" vorgesehen. Hierunter fallen Betroffene, bei denen ein oder mehr Kernmerkmale der Magersucht fehlen bei ansonsten ziemlich typisch klinischem Bild. Das gleiche gilt dann für die „atypische Bulimia nervosa". Darunter werden vor allem normalgewichtige Betroffene gefaßt, die zwar typische Perioden von Eßattacken mit anschließendem Erbrechen und Abführen aufweisen, andere Merkmale wie extreme Fixiertheit auf Figur etc. jedoch nicht erfüllen.

## 7. Körperliche Folgen und Risiken bei Eßstörungen

Unzählige medizinische Berichte in Fachbüchern, Fachzeitschriften, aber auch in Illustrierten, Gesundheitsbroschüren etc. beschäftigen sich mit den schädlichen Auswirkungen des Übergewichtes. Hingegen wird über die Folgen und Risiken bei Magersucht und Bulimia nervosa erst in jüngster Zeit, seit sich das Interesse auch auf diese Krankheitsbilder gerichtet hat, umfassender berichtet. Es wird allgemein angenommen, daß ausgeprägtes Übergewicht das Risiko, am Herzkreislauf-System zu erkranken und möglicherweise einen Herzinfarkt zu erleiden, erhöht. Auch ernährungsbedingte Stoffwechselerkrankungen wie Diabetes (Zuckerkrankheit), Gicht sowie Fettstoffwechselstörungen gelten als Risiko bei Übergewicht. Diskutiert werden in wissenschaftlichen Berichten auch erhöhte Risiken für Gallenblasenkrebs sowie Brust- und Gebärmutterkrebs bei Frauen und auf der anderen Seite erhöhte Anfälligkeit für Dickdarm- und Prostata-Krebs bei Männern. Die Berichte über die Gesundheitsschädlichkeit von Übergewicht wurden aber gerade in letzter Zeit kritisch unter die Lupe genommen, und einiges mußte als unhaltbar revidiert werden. Es zeigte sich sogar, daß Übergewicht insgesamt auch einen Schutzfaktor für einige Krebserkrankungen bilden kann. Letztlich dürfte beim Übergewicht nicht so sehr das Gewicht an sich den Risikofaktor ausmachen. Ob ein Mensch fett oder mager ist, darüber gibt die Waage im Grunde keine Auskunft. Durchtrainierte, muskulöse Menschen wiegen häufig sehr viel mehr als Bewegungsmuffel, auch wenn sie in der Größe durchaus gleich sind. Entscheidender ist vielmehr, wo das Fett sitzt. In der Vorsorgemedizin gilt die Regel, daß Fettpolster, die sich um die Leibesmitte angesiedelt haben (sogenannte Apfelform), auf ein erhöhtes Risiko hinweisen. Ausgeprägte weibliche Formen, aber auch eine gleichmäßige Fettverteilung beim Mann, stellen nach neueren Ergebnissen keinen wesentlichen Gesundheitsrisikofaktor dar. Logisch verständlich ist natürlich, daß ein Bewegungs- und Gelenkapparat, der ein hohes Ballastgewicht von Fett mitbewegen muß, mehr verschleißanfällig ist als der Gelenk- und Bewegungsapparat eines Menschen mit normal trainierter Muskulatur. Im Kapitel über Adipositas wurde bereits darauf eingegangen, und hier kann nochmals festgehalten werden: Die Fettleibigkeit, und hier spielt sicher auch das Ausmaß eine Rolle, ist ein Risikofaktor für die Gesundheit. Dieser wurde jedoch häufig bei weitem überschätzt. Vielmehr liegt das Risiko in einer unausgewogenen Ernährung in Verbindung mit Diäten und mehr oder weniger starken Gewichtsschwankungen, die dann häufig in Sprüngen zur Fettleibigkeit führen. Da aber Körpergewicht und Dicksein sehr viel auch mit ästhetischen Vorstellungen zu tun hat, sind die psychischen Folgen nicht zu unterschätzen. Und gerade Dicke, die nach außen ausgeglichen und gemütlich wirken, sind innerlich häufig verunsichert, depressiv und verängstigt. In der Gier nach Kohlehydraten, wie sie bei einigen anzutreffen ist, kann auch der Versuch liegen, diese depressive Verstimmung zu bewältigen. Die biologische Erklärung dafür: Eine kohlehydratreiche, vor allem zuckerreiche Mahlzeit verstärkt die Ausschüttung von Serotonin, einer Substanz, die

Wohlbefinden, Müdigkeit und Sättigung auslöst. Unter diesem Gesichtspunkt wäre die Fettleibigkeit dann letztlich der Preis, den jemand zahlt, um mit der depressiven Verstimmung besser umgehen zu können.

Während es also für die Fettleibigkeit umfangreiche und oft nicht haltbare Hinweise auf Risiken und Folgen gibt, werden die Folgeerscheinungen der Magersucht und der Bulimie trotz ihrer Ernsthaftigkeit oft unterschätzt. Die Sterblichkeitsrate bei der Magersucht ist eine der höchsten im psychiatrischen Fachgebiet überhaupt: Die Zahlen liegen zwischen 10 und 20 %. Eßstörungen können gesehen werden als krankhafte Bewältigungsstrategie in schwierigen Lebenssituationen, und ebenso müssen die körperlichen Folgen zum großen Teil als ein Versuch der Anpassung des Körpers gesehen werden, mit der kontinuierlichen (asketische Magersucht) oder relativen (Bulimie) Unterernährung fertig zu werden.

Was sind nun die hungerbedingten Komplikationen? Das Auffälligste an schwer magersüchtigen Patientinnen ist wohl ihr ausgemergeltes Aussehen. Trotz dieses Erscheinungsbildes sind viele Betroffene weiterhin extrem aktiv. Diese Patientinnen sehen häufig sehr krank und bleich aus. Dies könnte bereits ein Hinweis sein auf eine Blutarmut als Folge der generellen Unterernährung und hier insbesondere als Folge des Vitamin-B-Mangels. Dem Mediziner kann eine solche Blutarmut jedoch auch ein Hinweis sein, daß unter Umständen ein vermehrter Alkoholkonsum vorliegt, wie dies bei den bulimischen Betroffenen häufig der Fall ist.

Die Haut ist ein sehr sensibler Spiegel für Fehl- und Mangelernährung, durch die es zu hormonellen Anpassungsmechanismen kommt. Dies führt zu verlangsamtem Herzschlag, verminderter Körpertemperatur, Minderdurchblutung in der Peripherie des Körpers, um die verbleibende Energie lebenswichtigen Organen wie Herz, Eingeweiden und Gehirn zur Verfügung zu stellen. Der

Blutdruck ist insgesamt gesenkt, das Körperfett ist fast völlig verschwunden, und die Haut zeigt sich trocken, schuppig. Häufig findet sich eine vermehrte Körperbehaarung in Form besonders feiner Härchen, wie sie bei Säuglingen nach der Geburt zu sehen ist. In Extremfällen kann es durch die mangelnde Polsterung sogar zu Liegegeschwüren kommen, da die Körperstellen, an denen die Haut direkt über dem Knochen spannt, nicht mehr ausreichend durchblutet sind. Das Kopfhaar erscheint brüchig und trocken (häufig massiver Haarausfall!), ebenso sind nicht selten die Finger- und Zehennägel brüchig und in manchen Fällen uhrglasartig aufgetrieben, was auf einen Abführmittelmißbrauch hindeuten kann. Manchmal ist die Haut etwas gelblich verfärbt, und diese Verfärbung kann auch noch Jahre, nachdem das Normalgewicht wieder erreicht ist, bestehen. Ein Grund wird darin gesehen, daß durch die Mangelernährung der Carotinumbau in der Leber gestört ist.

Der langsame Herzschlag, verbunden mit dem niedrigen Blutdruck, kann zu Schwindel und kurzen Ohnmachtsanfällen führen, besonders dann, wenn die Patientin sich schnell aus einer liegenden Position aufrichtet.

Im Magen-Darm-Bereich führt der Hungerzustand zu einer Herabsetzung der gesamten Magen-Darm-Funktion. Dies kann zu Verstopfung, aber auch zu Völlegefühl und Schmerzen nach dem Essen führen.

Das Hormonsystem ist in aller Regel betroffen: Zur Diagnose der Magersucht gehört das Ausbleiben der Regelblutung über mindestens drei Monate. Aber auch bei der Bulimie zeigen sich aufgrund der relativen Unterernährung und Mangelernährung nicht selten Unregelmäßigkeiten in der Menstruation. Hier wird wieder ein Hinweis darauf gegeben, wie sinnvoll grundsätzlich der Körper auf eine solche Krankheit reagiert: In Hungerzeiten wäre es für eine Frau wohl nicht sinnvoll, schwanger zu werden. Als Folge des Gewichtsverlustes findet sich auch häufig eine Minderung des sexuellen Interesses und eine veränderte Wahrnehmung der Umwelt.

Das Muskel- und Skelettsystem reagiert mit allgemeiner Ermüdung und Leistungsschwäche. Dies kann Hinweis auf die mangelnde Substanz sein, kann aber genausogut auf die Störung von Körpersubstanzen hinweisen, die für die Reizleitung und Funktion unserer Muskulatur sowohl in der Skelettmuskulatur wie am Herzen nötig sind. Eine besondere Bedeutung hat hier das Kalium, das dramatisch vermindert sein kann. Eßgestörte Patienten gewöhnen sich zwar in gewisser Weise an den niedrigen Kaliumspiegel, und sie tolerieren Werte, die für einen Nichteßgestörten, bei dem es aus anderen Gründen plötzlich zu einem Kaliumabfall kommt, bereits lebensbedrohlich sind. Dennoch leiden sie in unterschiedlichem Ausmaß an typischen Symptomen der sogenannten Hypokaliämie (erniedriger Kaliumspiegel). Diese äußern sich in Müdigkeit, Unkonzentriertheit bis hin zu Verwirrtheit, in Muskelschwäche bis hin zu allgemeinen Lähmungen und Lähmungen der Atemmuskulatur. Die Magen-Darm-Tätigkeit ist zusätzlich zur Hungerreaktion extrem herabgesetzt, die Verweildauer von Speisen ist verlängert, verbunden mit Übelkeit, Völlegefühl, teilweise Erbrechen bei verminderter Magensäureproduktion. Die elektrische Erregbarkeit des Herzens ist gestört, es kommt zu Rhythmusstörungen bis hin zum plötzlichen Herzstillstand. Die Nierenfunktion ist in unterschiedlichem Maße gestört, angefangen von verminderter Funktionsfähigkeit der Niere überhaupt und Störungen der Harnbereitung, Anfälligkeit zu Entzündungen, Untergang von Nierenstrukturen, in Extremfällen verbunden mit Nierenversagen mit der Konsequenz, daß eine künstliche regelmäßige Blutwäsche erfolgen muß. Die als besonders belastend erlebte Wassereinlagerung ist ebenfalls als Ausdruck einer ernährungsbedingten Stoffwechselstörung im Nierensystem zu sehen.

Es gibt einige bulimiespezifische Folgen, die noch zu erwähnen sind. Seltene, aber dennoch immer wieder gesehene Hinweise sind oberflächliche Narben am Handrücken, die entstehen, weil Patienten beim Herbeiführen des Würgereflexes, der bei einigen sehr leicht, bei anderen sehr schwer auszulösen ist, sich beim Einführen der Finger in den Schlund auf den Handrücken beißen. Geschwollene Ohrspeicheldrüsen sind die Folge von häufigem Erbrechen, vermutlich in Zusammenhang mit der Übersäuerung, aber auch der vermehrten Tätigkeit der Speicheldrüsen. Diese Speicheldürsenschwellungen sind überwiegend nicht schmerzhaft, führen aber aufgrund des teilweise entstellenden Aussehens zu vielfachen Arztbesuchen und oft auch zu unnötigen und belastenden diagnostischen Eingriffen. Wenn die bulimische Symptomatik nicht mehr vorhanden ist, werden diese Drüsenschwellungen vorübergehend schmerzhaft, im weiteren können sie sich jedoch auch völlig zurückbilden.

Die Ursachen der teils erheblichen Zahnschäden sind bei asketisch-anorektischen Patienten nicht letztlich geklärt. Vermutlich sind Lockerungen im Zahnwurzelbereich durch die generelle Knochenbrüchigkeit (Osteoporose) mitverantwortlich. Häufiges Erbrechen sowie vermehrter Zuckerkonsum bei Heißhungeranfällen haben erhebliche Zahnschäden, vor allem Kariesschäden zur Folge. Eine spezielle und intensive Zahnhygiene ist erforderlich, um nicht bereits in frühen Jahren auf eine Teil- oder Vollprothese angewiesen zu sein.

Da bulimische Patienten immer mehr die Fähigkeit zu erbrechen „entwickeln", gelingt es einem Teil, den Würgereflex weitgehend ohne Manipulation und Anstrengung auszulösen. Bei diesen Patienten besteht in der Regel eine Erschlaffung und Ausweitung des Magenschließapparates. Durch den häufigen Rückfluß von angesäuerten Speisen in die Speiseröhre kommt es wiederum zu Reizungen der Speiseröhre, ggf. mit Blutungen. Exzessives Erbrechen bzw. die

Einnahme riesiger Mengen Nahrungsmittel bei einem Freßanfall bergen im Extremfall die Gefahr, daß Speiseröhre oder auch Magenwand dem Druck nicht mehr standhalten und reißen. Einer Patientin wurde geraten, nach einem extremen Freßanfall das Erbrechen mit großen Mengen Salzwasser herbeizuführen, was in kurzer Zeit zu einem Aufreißen der Magenwand führte. Diese Frau mußte nach einer Notoperation über mehrere Monate in einer Intensivstation wegen eines lebensbedrohlichen Zustandes behandelt werden.

Eine zusätzliche Komplikation ergibt sich, wenn Patienten Abführmittel regelmäßig und in größeren Mengen einnehmen. Da die meisten Abführmittel zunächst die Darmtätigkeit anregen, erfolgt zum einen eine Gewöhnung, die dann immer höhere Dosen erfordert, zum anderen bergen gerade Abführmittel die große Gefahr, daß noch mehr Kalium ausgeschieden wird und damit die Grundlage für vermehrte Verstopfung bis hin zur Darmlähmung gelegt wird. Viele Eßgestörte sind der Ansicht, daß sie über Abführmittel ihren Darm „reinigen" könnten und bedenken nicht, daß es letztlich zu einer gefährlichen Irritation des gesamten Darmbereiches mit schweren nachfolgenden Schäden führen kann.

Die beschriebene verringerte Funktion des Hormonsystems, und hier insbesondere der weiblichen Sexualhormone, aber auch der Schilddrüsenhormone, führen dazu, daß viele Patienten Hormonpräparate erhalten, die im Grunde nicht sinnvoll sind, da – wie erwähnt – der Körper versucht, sich an den Hungerzustand anzupassen. Gerade Schilddrüsenhormone führen ja wieder zu einem vermehrten Stoffwechselgeschehen, belasten den unterernährten Organismus und können somit sogar eher schädigend wirken. Gelegentlich werden diese Schilddrüsenpräparate gezielt eingesetzt, um eine Verminderung des Körpergewichtes zu erreichen. Dies ist besonders gefährlich, da es einen Eingriff in ein labiles System bedeutet. Etwas anders verhält es sich bei den Sexualhormonen. Vor allem Frauen sind nach Ausbleiben der Regelblutung (Menopause) gefährdet, an Osteoporose (Knochenbruchkrankheit) zu erkranken. Aufgrund der verminderten Oestrogenproduktion kann es auch bei Eßstörungspatientinnen und hier natürlich besonders bei anorektisch und bulimisch-anorektischen Patienten zu einer Osteoporose teils erheblichen Ausmaßes kommen. Aufgrund neuartiger Röntgen- und Computerverfahren ist es möglich, das Ausmaß der Osteoporose relativ genau zu bestimmen und festzulegen, inwieweit die Gefahr eines Knochenbruches ohne besondere Belastung gegeben ist. In der Klinik sehen wir immer wieder junge Frauen zwischen 20 und 25 Jahren, die die Knochenstruktur einer 60- bis 70jährigen Frau mit entsprechender Gefährdung aufweisen. Und teilweise entdecken wir auch, daß bereits Wirbelkörper gebrochen sind, ohne daß dies den Betroffenen bewußt war, die nur über extreme Schmerzen geklagt hatten. Während man früher davon ausging, daß das gesamte Hormonsystem sich von selbst einregelt, wenn über einen längeren Zeitraum wieder ausreichende Energie in Form von ausgewogener Ernährung bereitgestellt wird und sich das Gewicht normalisiert, ist man bei der Osteoporose heute eher der Ansicht, daß sie hormonell behandelt werden sollte. Es werden dabei spezielle Oestrogen-Gestagen-Präparate verwandt, die spezifisch bei der Knochenbrucherkrankung wirken (dies sollte nicht gleichgesetzt werden mit der „Pille" zur Empfängnisverhütung). Neben der medikamentösen Behandlung ist es für Patientinnen, die bereits eine Osteoporose haben, sehr wichtig, sich täglich körperlich aktiv zu zeigen bei bedachter Lebensweise. Gleichermaßen ist natürlich auf eine lebenslange ausgewogene calciumreiche und phosphatarme Ernährung zu achten. Calciummangel in der Nahrung begünstigt nochmals eine ungünstige Entwicklung. Um die Vitamin-D-Produktion anzukurbeln, erscheint es für diese Betroffenen auch wichtig, sich in vernünftigem Maße Sonnenlicht auszusetzen.

# Folgen einseitiger Ernährung und Gewichtsverlust bei Magersucht und Bulimia

trockenes, brüchiges Haar

Haarausfall

Änderung der Hormonaus-
schüttung im Gehirn (Hypo-
thalamus/Hypopophyse)

Verminderte Herzgröße,
mit ev. Klappenvorfall

Obstipation (
Verstopfung)

Nierenschäden

Blutarmut (Anämie,
Leukopenie, rel.
Lymphozytose)

verminderte Muskel-
masse und -kraft

trockene, schuppige
Haut

Polyneuropathie
(herabgesetztes
Berührungsempfinden)

Verminderung des
Körperwachstums

Schwellung der
Ohrspeicheldrüsen

Zahnschäden

Verminderung der Schild-
drüsenfunktion (T3)

Kälteempfindlichkeit

EKG-Veränderungen
(Herzrhythmusstörungen,
Verlangsamung der
Herzfrequenz)

Lanugobehaarung

brüchige Nägel

Verminderung der Magen-
beweglichkeit und -entleerung

fehlende Regelblutung bei
hormoneller Dysregulation

Reflexabschwächung

Wassereinlagerung
(Oedeme)

# III

# Geschichten aus der praktischen therapeutischen Arbeit

*(Gislind Leibl)*

## 1. Einleitung

Bei meiner nun fünfzehnjährigen praktischen Arbeit in Klinik und Praxis, schwerpunktmäßig mit eßgestörten Frauen und Männern aller Altersgruppen, habe ich viele Geschichten gehört, bin viele Wege ein Stück mitgegangen. Mein therapeutisches Selbstverständnis ist vergleichbar mit dem einer Bergführerin oder auch geistig-seelischen „Hebamme". Obwohl es klare Diagnosekriterien für Eßstörungen gibt und sich die Symptome jeweils erstaunlich ähneln, hat jede und jeder Betroffene eine ganz eigene Geschichte. Diese zu finden, zu verstehen und auch aufzulösen heißt, den Weg aus dem Teufelskreis Eßstörung zu finden. Ich habe in dem nun folgenden Teil einige dieser Geschichten beschrieben; sie stammen aus konkreten Therapien und Krankheitsverläufen und sind im Kern so geschehen, in den Details verändert, so daß die Personen selbst nicht mehr zu erkennen sind. Ich habe versucht, einige Themen auszuwählen, die häufig vorkommen, sich immer wieder wiederholen. Natürlich gibt es unendlich viele andere und weitere Themen, und das Lesen dieser Geschichten erspart nicht das eigene „Sich-auf-den-Weg-machen". Es soll eher dazu Mut machen.

Beim Lesen der Geschichten fällt auf, daß sie in sich recht schlüssig sind. So könnte der Gedanke aufkommen, „kein Wunder, daß sie/er in dieser Situation eine Eßstörung bekommen hat, und es ist ja auch klar, wie das Problem aufgelöst werden mußte". Hierzu möchte ich bemerken, daß den meisten Betroffen die Geschichte zu Beginn der Therapie nicht in der beschriebenen Form bewußt war. Meist sind betroffene Frauen oder Männer, wenn sie zur Therapie kommen, der Meinung, ihr einziges Problem sei die Eßstörung, und sonst sei alles in Ordnung. Erst auf dem mühsamen Weg der Bewußtwerdung von Auslösesituationen für Rückfälle, erst dann, wenn die durch die Eßstörung verdeckten Gefühle und Nöte zum Vorschein kommen können, läßt sich ein Faden finden, der eine persönliche Geschichte bildet und der schließlich auch zu ihrer Lösung führen kann. Dieser Weg ist für jeden Betroffenen schwer, oft schmerzlich und mit einem inneren Abstieg in eigene Abgründe zu vergleichen. Er sollte daher möglichst mit Begleitung unternommen werden.

Mit den Geschichten möchte ich in erster Linie aufzeigen, daß eine Eßstörung nicht „einfach so entsteht", sondern ihre Entwicklung und ihre Ursache in großer seelischer Not hat. So hat es auch wenig Sinn, den Betroffenen Vorwürfe zu machen, sie zum Essen zu zwingen oder zur Symptomreduktion. Das hieße nur, ihnen das zu dieser Zeit verfügbare Ventil wegzunehmen. Erst wenn andere Bewältigungsstrategien entwickelt werden, kann die Eßstörung zurückgehen. Sie wird dann irgendwann einfach nicht mehr „gebraucht". Auch möchte ich bei Angehörigen und Freunden für Verständnis werben, Verständnis für das Leid und die Einsamkeit, in der der Betroffene lebt und auch für seine Hilflosigkeit. Die Eßstörung ist häufig ein Versuch, im direkten Umfeld zu harmonisieren, auszugleichen, die Spannungen wegzunehmen, sie entsteht somit „aus Liebe zum System".

Auch ich selbst erzähle in meinen Therapien Geschichten, gerne die der indischen Göttin Kali, die aus Liebe zu den Menschen den auf der Erde wütenden Daimon geschluckt hat, so daß die Menschen gerettet wurden. Sie selbst hat ihn seitdem tobend in sich und muß immerfort tanzen. Vielen Betroffenen geht es ähnlich, und die Eßstörung ist eine Möglichkeit, mit so einem Dämon zu leben. Die Auseinandersetzung damit macht Angst, ist schwierig, aber wie vielleicht aus den folgenden Geschichten ersichtlich und von vielen gelebt, möglich. Dementsprechend wünsche ich den betroffenen Lesern den Mut, sich auf die Suche nach ihrer eigenen Geschichte zu begeben, und die Kraft, sie für sich in einer befriedigenden Form aufzulösen. Auch wünsche ich allen für diese schwere Zeit eine „gute Begleitung". Das können Angehörige, Freunde, Selbsthilfegruppen oder auch Therapeuten und Ärzte sein.

## 2. Schneewittchens Apfel

Eine Geschiche, in der erzählt wird, wie Maria die Nahrung, die sie wirklich braucht, in ihrem Umfeld nicht bekommt, das ihr Gebotene für sie giftig ist und erst eine Erschütterung sie wieder aufweckt und lebendig macht.

Maria ist 19 Jahre alt und ein wunderschönes Mädchen: Sie hat langes, schwarzes Haar, ebenmäßige Gesichtszüge, kleidet sich meist schwarz, trägt auffälligen, selbstgemachten Schmuck. Sie wirkt madonnenhaft, gleichzeitig in ihren Bewegungen und mit ihrer tiefen Stimme sinnlich, zeitweise auch etwas lasziv. Maria hat eine starke Anziehungskraft auf Männer, weiß diese auch bewußt einzusetzen. Zu sich selbst scheint sie wenig Kontakt zu haben, sie geht ganz auf ihre Gesprächspartner ein, übernimmt rasch deren Meinung, identifiziert sich mit diesen und weiß dann gar nicht mehr, was sie eigentlich selber denken soll. Sie gibt jedem das Gefühl, er sei einzigartig, sie selbst sei ganz für ihn da. Gleichzeitig bleibt sie völlig beziehungslos und gerät ständig in neue Verwicklungen. Maria leidet seit ihrem 11. Lebensjahr unter einer Eßstörung wechselnder Ausprägung, seit dem 13. Lebensjahr besteht eine typische Bulimie mit ein bis zwei Heißhun-

geranfällen täglich und anschließendem selbst herbeige-
führtem Erbrechen.

Als Maria zur Behandlung kam, wußte sie mit sich
kaum etwas anzufangen. Sie kam schulisch nicht zurecht,
wußte nicht, was sie beruflich werden möchte, wo sie
wohnen sollte, wie sie ihr Leben gestalten könnte. Maria
wirkte immens unter Druck, wie eine Ertrinkende, die
nach Halt sucht und ihn nicht finden kann. Sie taumelte
von Freßanfall zu Freßanfall, rauchte dazwischen Ha-
schisch, Marihuana, verbrachte einen großen Teil des Tages in ihrem Bett und ließ sich äußerlich gehen.

Maria hat eine drei Jahre ältere Schwester, die mit einer
körperlichen Anomalie geboren wurde, zahlreiche plasti-
sche Operationen über sich ergehen lassen mußte und
diesbezüglich bis heute gehandicapt ist. Diese Schwester
hat ihre Selbstfindung über schulische und ausbildungs-
technische Leistungen gefunden, wofür Maria sie benei-
det; umgekehrt hätte die Schwester gern etwas von Marias
schönem Aussehen gehabt. Beide hatten immer eine sehr
enge Beziehung.

Sie wuchsen zunächst bei beiden Elternteilen auf. Marias Mutter war noch sehr jung, als sie während ihrer
Lehrzeit mit der ersten Tochter schwanger wurde und heiratete; sie hat aus diesem Grund auch keine abgeschlos-
sene Ausbildung. Maria sagt: *„Sie war und ist eine sehr at-
traktive Frau, aber sie hat immer darunter gelitten, wegen
uns Kindern ihre Ausbildung aufgegeben zu haben. Meine
Mutter ist sehr weich, kann sich schlecht durchsetzen.
Über Gefühle kann sie nur sprechen, wenn sie Alkohol ge-
trunken hat.“* Der Vater, zwölf Jahre älter als die Mutter,
wirkt groß, kräftig, *„wie ein Bär“*. Er ist selbständig und
beruflich erfolgreich, verdient viel, *„hat alle Probleme im
Griff“*. Er war in der Familie dominant, zu ihm konnte jeder kommen, wenn es Schwierigkeiten gab, und er löste
sie auch im Handumdrehen. Der Vater baute für die Familie ein großes Haus, das kurz nach Marias Geburt bezogen

wurde. Maria war sein Liebling, sie sagt heute: *„Er war für mich ein Halbgott, mein ein und alles"*. Auch zur Mutter beschreibt Maria eine warme Beziehung mit viel Verständnis, wenn diese auch tendenziell die ältere Schwester vorzog. Als Maria drei Jahre alt war, hatte der Vater eine außereheliche Beziehung zu einer Frau am Ort. Es gab zwischen den Eltern viel Streit deswegen. Die Mutter weinte oft vor den Kindern und trank in dieser Zeit viel Alkohol. Maria erinnert sich an ihren ersten Brief: Sie war sieben Jahre alt und schrieb an die Freundin des Vaters, sie solle ihren Papa in Ruhe lassen. Kurze Zeit später verliebte sich die Mutter ebenfalls in einen anderen Mann, und zu Hause kam es zum endgültigen Eklat. Die Kinder kamen vorübergehend zur Großmutter, die Eltern trennten sich, die Mutter nahm sich eine eigene Wohnung und holte die Kinder zu sich. Der Freund der Mutter war oft da, auch über Nacht, behielt jedoch seine eigene Wohnung bei. Maria litt sehr unter der Trennung vom Vater, sie besuchte ihn so oft wie möglich, hoffte, die Eltern würden wieder zusammenfinden. Der Freund der Mutter war ihr verhaßt: *„Er war ,häßlich, fett, hatte kaum Haare. Er nahm mich abends immer auf seinen Schoß, und wenn die Mutter dann in der Küche war, kraulte er mich zwischen den Beinen, mir war das furchtbar unangenehm, aber ich traute mich nicht wegzugehen. Als ich meiner Mutter davon erzählte, machte sie mir Vorwürfe, sie meinte, ich wäre selbst schuld, ich würde ja mit ihm kuscheln und ihn provozieren.'"* Maria stürzte in ein Gefühlschaos: Sie war einsam, fühlte sich unverstanden, wurde zunehmend unsicher, traurig und wütend. Dabei hatte sie niemanden, mit dem sie hätte reden können. Die Mutter war eifersüchtig, verhielt sich Maria gegenüber zunehmend kälter, hätte sie am liebsten aus dem Haus gegeben, wobei der Vater keine Zeit für sie hatte und sie nicht aufnehmen konnte. In dieser Zeit begann schleichend Marias Eßstörung: *„Beim gemeinsamen Essen konnte ich oft keinen Bissen runter-*

bringen. Es war immer so eine große Spannung am Tisch. Ich wünschte ihm den Tod und mußte doch nach außen freundlich sein. Ich war nur noch geduldet. Auch meine Schwester war mir in dieser Zeit keine Hilfe, sie war viel weg und kümmerte sich um ihre eigenen Dinge." Maria nahm an Gewicht ab, hatte häufig Bauchschmerzen, „mir war einfach schlecht, und ich wußte auch nicht, warum".

Als sie 13 Jahre alt war, starb der Freund der Mutter bei einem Autounfall. „Das war furchtbar für mich, ich glaubte, ich wäre Schuld an seinem Tod, weil ich so oft gebetet habe, daß er sterben soll. Auch heute denke ich das noch manchmal, obwohl ich vom Verstand her weiß, daß das Unsinn ist." Maria begann zu erbrechen, oft vier- bis fünfmal am Tag.

Ein Jahr später kam es zur „Versöhnung" der Eltern. Die Mutter zog mit den Kindern zurück zum Vater und arbeitete in seinem Geschäft mit. Marias Hoffnung, nun würde alles gut werden, trog. Die Eltern hatten ein spannungsgeladenes Verhältnis, aber darüber wurde nicht gesprochen. In der neuen Schule kam sie nicht zurecht, sie war mittlerweile auf dem Gymnasium und fühlte sich vom Lernstoff überfordert. Der Vater hatte wenig Zeit. „Innerlich fühlte ich mich wie eine Vierjährige. Mit meinem sich entwickelnden Frauenkörper konnte ich gar nichts anfangen, und auch der Vater wollte nicht mehr, daß ich auf seinem Schoß sitze. Er sagte, dafür sei ich jetzt zu groß." Diese Jahre erinnert Maria als sehr einsam: Sie war viel alleine, fühlte sich oft leer, zur Mutter in Konkurrenz um den Vater, der sich aber beiden Frauen entzog und wenig zu Hause war. Die Schwester wechselte zu dieser Zeit auf ihren ausdrücklichen Wunsch hin auf ein Internat. Maria wollte lieber zu Hause bleiben. Einziger konstanter Familientreffpunkt war der Abendbrottisch. Während des Essens wurde nur über oberflächliche Dinge geredet, „alles andere ließen wir unter den Tisch fallen".

Maria begann, regelmäßig das Abendessen zu erbrechen und konnte dies vor der Familie geheimhalten. Schließlich entwickelte sie nachmittags Heißhungeranfälle, manchmal auch nachts. Dann aß sie den Kühlschrank leer, um anschließend alles wieder zu erbrechen. Nachdem immer noch niemand etwas merkte – Maria hielt ihr Gewicht konstant im Bereich des Idealgewichtes und sah nach außen gesund und normal aus –, begann sie, Erbrochenes in Plastiktüten zu verstauen und im Keller zu deponieren. Schließlich fiel den Eltern ein unangenehmer Geruch im Haus auf, und es wurde wochenlang nach der Ursache gesucht. Die Mutter entdeckte schließlich das „Geheimnis". *„Es war fürchterlich, meine Mutter weinte nur noch, sie war so verzweifelt, auch mein Vater. Wir sprachen schließlich über meine Krankheit und saßen alle vor einem großen Scherbenhaufen. Erst sollte sich alles ändern, jeder wollte alles gut machen, sie kümmerten sich um mich. Aber ich konnte mein Verhalten nicht mehr stoppen."*

Die „Selbsttherapie" der Familie klappte nicht. Maria log, berichtete von Symptomfreiheit, um den Eltern Erfolgserlebnisse zu geben, begann gleichzeitig eine Beziehung nach der anderen zu zunächst gleichaltrigen Jungen, dann zu einem zwölf Jahre älteren Mann. *„Ich genoß die Zuwendung und Wärme, hatte aber Probleme damit, daß sie alle Sexualität dafür wollten."* Dennoch wurde der ältere Freund ihre wesentliche Bezugsperson. Wenn er da war, schaffte sie es, symptomfrei zu bleiben. Sie fühlte sich von ihm abhängig, versuchte, ihm alles recht zu machen, um ihn zu halten. Schulisch ging es in dieser Zeit weiter bergab. Maria wechselte auf die Realschule, schaffte gerade noch die Mittlere Reife, begann die Fachoberschule, brach diese ab. *„Ich wurde immer passiver, ich blieb zu Hause, vertrieb mir die Zeit mit Essen, erbrach es dann, wartete auf meinen Freund. Nachts gingen wir meistens aus, daran hatte ich viel Spaß."* Mit 17 Jahren zog Maria mit dem Einverständnis der Eltern zu ihm, kam nur noch gelegentlich nach Hause. Die Eltern waren der Meinung, Maria hätte die Eßstörung selbst in den Griff bekommen, aber das trog. *„Die Bulimie und mein Freund waren mein Lebensinhalt."*

Schließlich trennte sich ihr Freund von ihr, *„er machte ganz plötzlich und ohne jeden für mich ersichtlichen Grund mit mir Schluß. Für mich brach jetzt wirklich die Welt zusammen, ich wußte gar nicht mehr, wohin. Ich hatte doch alles für ihn getan, und jetzt wurde ich einfach weggeschickt."*

Maria wachte auf und entschloß sich zu einer Therapie. Auch hier war sie zunächst das „liebe Mädchen, das es allen rechtmachen wollte". Ihre Geschichte erzählte sie, als habe sie selbst damit gar nichts zu tun. Es war für sie eine recht neue Erfahrung zu erleben, wie ihr zugehört wird, daß ihre Gefühle von Interesse sind, ihre Wahrnehmungen ernstgenommen werden. So traute sich Maria, auch ganz schambesetzte Gefühle wie Wut und Schuld mitzuteilen. Sie hatte all die Jahre gedacht, sie sei auf fast magische Weise verantwortlich für den Tod des Freundes der Mutter, hatte sich aber nie getraut, darüber zu sprechen. Sie fühlte sich jetzt erleichtert und entlastet. Gleichzeitig blieb sie häufig etwas mißtrauisch, beobachtend. Wenn sie auf Station kritisiert wurde, zog sie sich sofort zurück und hatte wieder dieses Gefühl, alleine, unverstanden bzw. schlecht und schuldig zu sein. Wir ermutigten Maria regelmäßig, über diese Gefühle zu sprechen, Konflikte sofort zu klären. Dadurch wurde sie immer mehr in die Stationsgemeinschaft integriert und lernte, echte Beziehungen zu anderen herzustellen.

Bei der Beobachtung ihres Eßverhaltens (Anti-Diät-Kurs, Eßprotokolle, gemeinsamer Essenstisch mit anderen Betroffenen, Versuchsküche) fiel ihr auf, daß sie sich angewöhnt hatte, alle Spannungen „in sich hineinzufressen", was dann tatsächlich „unverdaulich" blieb. *„Es war recht bequem, alle Probleme mit Essen auszumachen, ich konnte das Essen ja wieder ausspucken, und mit dem Rest brauchte ich mich nicht mehr auseinanderzusetzen."* Wenn Maria z. B. eine Absage von einer Freundin bezüglich einer geplanten Abendaktivität erhielt, erkärte sie strahlend, das sei gar kein Problem, aß dann aber viel, um anschließend wieder zu erbrechen.

Besonders schwer viel es ihr zu lernen, sich gegenüber anderen abzugrenzen, eine eigene Position zu beziehen und diese auch durchzusetzen. Dies machte ihr viel Angst, und Maria benötigte immer wieder Unterstützung. Hier waren ihr Gruppentherapien eine große Hilfe. Sie konnte Kränkungssituationen ansprechen, spüren, daß der/die andere Betroffene ihr deswegen nicht böse war, vielleicht selbst gerade Probleme oder Kränkungen verarbeiten mußte, und wurde zunehmend mutiger. In einer Gruppentherapie erzählte sie von ihrem Lieblingsmärchen „Schneewittchen", das wir dann auch im Rollenspiel spielten und bei dem Maria die Rolle des Schneewittchens bekam. Beim „Biß in den vergifteten Apfel" bekam sie während des Spiels sofort Bauchschmerzen und hatte das Bedürfnis, wie nach einem Freßanfall zu erbrechen. Die Mitspielerin, die die Rolle der Stiefmutter hatte, war auch tatsächlich ein Mädchen, mit dem Maria vorher immer wieder Auseinandersetzungen gehabt hatte. Maria erkannte in diesem Zusammenhang sehr deutlich, wie sie Spannungen über das Essen austrug und konnte dann im Rahmen dieser Besprechung ganz befreit auflachen.

Das Sprechen über alte Verletzungen erlebte Maria als Reinigungsprozeß, *„endlich konnte ich meine Lasten und Geheimnisse teilen"*. Auch stellte sie fest, daß es andere Betroffene mit ähnlichen Geschichten gab, und fühlte sich angenommen. Mit jedem dieser Entwicklungsschritte ging Marias Bulimie zurück, sie wurde symptomfrei. Sie wirkte jetzt sehr sensibel, verletzlich, dabei auch erfrischend, oft ganz spontan und kreativ. Maria malte viel, gewann Freude an ihrem Körper, begann zu tanzen, bewegte sich zunehmend natürlicher. Sie entwickelte jetzt eigene Lebensperspektiven. Sie entschloß sich, zunächst in eine therapeutische Wohngemeinschaft zu ziehen, weil sie sich ein Leben alleine und ohne Hilfe von außen derzeit noch nicht zutraute. Sie wollte weiter in die Schule gehen. Später traf ich Maria nochmal zufällig in der Stadt: Sie wirkte wesentlich jünger als zur Zeit ihres Therapiebeginns, mädchenhaft, etwas scheu, fühlte sich in der Wohngemeinschaft sehr wohl, war in der neuen Schule integriert und kam gut mit. Sie erzählte mir lachend, ihr Prinz sei leider noch nicht aufgetaucht, aber sie versuche einstweilen, ihr Leben selber in den Griff zu bekommen und unabhängiger zu werden, auch wenn ihr dieser Weg sehr schwer falle.

### 3. Papas Pyjama-Jacke

Eine Inzestgeschichte aus dem Leben von Susanne, in der sie erzählt, wie sie lange Zeit nur mit Fressen und Kotzen damit umgehen konnte.

Susanne war 22 Jahre alt, studierte Chemie und lebte in einer Wohngemeinschaft, als wir uns kennenlernten. Sie wirkte traurig, war ganz schwarz angezogen, hatte eine etwas gebeugte Haltung, sprach mit leiser, monotoner Stimme. Von ihr ging etwas Resignatives, Schuldbeladenes aus.

*„Wo genau die Anfänge meiner Sucht sind, weiß ich nicht so recht. Ausgeprägte Anpassungsfähigkeit, Hänseleien, weil ich immer ein etwas pummeliges Kind war, der Wunsch, immer für andere da zu sein, die eigenen Bedürfnisse zu unterdrücken, liebende Eltern, die versuchten, alle Probleme von mir fernzuhalten, das alles hat sicher-*

*lich dazu beigetragen, aber ich kann keinen Punkt so recht als Auslöser erkennen."*

Susanne war bis zum 12. Lebensjahr etwas pummelig, begann dann, Diäten zu machen, erhoffte sich damit, aus der schulischen Außenseiterposition herauszukommen und beliebter zu werden. Sie nahm in dieser Zeit auch wirklich von 60 auf 50 kg ab, fühlte sich damit körperlich attraktiver, *„ich hatte plötzlich viele Freunde, Einladungen auf Parties, in die Disco etc."*. Susanne nahm vorsichtig auch körperliche Kontakte zu gleichaltrigen Jungen auf, vor allem, um den anderen in der Klasse nicht nachzustehen. *„Körperkontakt löste bei mir Ekel aus. Ich trank dann viel Alkohol, damit es mir nicht so viel ausmachte. Zu dieser Zeit traten die ersten Symptome der Bulimie auf. Wann ich genau das erste Mal erbrach, kann ich nicht sagen. Die Sucht schlich sich einfach in mein Leben ein, ohne daß ich es merkte."* Ihre Gedanken drehten sich immer mehr ums Essen, in der Abiturklasse erbrach sie bis zu achtmal täglich nach Heißhungeranfällen. Susanne konnte sich kaum mehr konzentrieren, zog sich von allen sozialen Kontakten zurück, wurde depressiv, hatte häufig Selbstmordgedanken. Zur stationären Behandlung entschloß sie sich wegen der Konzentrationsschwierigkeiten im Studium Mathematik und wegen der Angst, durch die Prüfungen durchzufallen. Sie hatte in dieser Zeit zwei ambulante und eine stationäre Therapie abgebrochen, besuchte jedoch regelmäßig eine Selbsthilfegruppe.

Während der Therapie hatte Susanne zunächst immer wieder Rückfälle, was sie sehr schuldbeladen verarbeitete. *„Ich ekle mich selber an, fühle mich so schmutzig."* Sie hatte große Probleme, ihren Körper zu akzeptieren, fühlte sich häßlich und minderwertig.

Zu ihrer Kindheit erzählt sie, daß sie mit einem älteren und einem jüngeren Bruder bei den Eltern aufwuchs. Die Mutter hatte ebenfalls Mathematik studiert, nach der Heirat die Kinder bekommen und war dann zu Hause geblieben. Sie sei immer ihre engste Bezugsperson gewesen. Der Vater wird ganz phantastisch geschildert, in der Wirtschaft erfolgreich tätig, als autoritärer, lauter, attraktiver Mann. Er sei unberechenbar, *„mal Teddybär, mal Choleriker"*. Er habe sehr auf Leistung geachtet, sei perfektionistisch, habe in der Familie viel Druck gemacht. In ihren ersten zehn Lebensjahren war Susanne mit ihrer Familie immer wieder im Ausland, so daß Susanne verschiedene Schulen besuchte. Sie kamen zurück, als das Mädchen zehn Jahre alt war. Susanne hatte große Probleme, sich in Deutschland einzugewöhnen, auch in der Schule, und sich mit Gleichaltrigen zurechtzufinden. *„Meine Vertrauensperson war meine Mutter, aber auch da konnte ich nicht über alles reden. Bei uns zu Hause waren Gefühle tabu."*

Irgendwann konnte Susanne in der Therapie mehr Vertrauen finden. Sie erzählte von Heimweh, vor allem nach dem Vater, auch über ihre Sorgen um ihn, weil er sehr viel Alkohol trinke. Susanne erwähnte „nebenbei", daß sie nachts mit seiner Pyjama-Jacke bekleidet schlafe. Dann brach ihr düsteres und einsam gehütetes Geheimnis aus ihr heraus: Nach dem letzten Auslandsaufenthalt und der Rückkehr nach Deutschland war die Ehe der Eltern sehr schlecht geworden. Die Mutter hatte sich zurückgezogen und vom Vater abgegrenzt. Dieser hatte sich bei Susanne „getröstet", war jeden Abend in ihr Zimmer gekommen, hatte sexuelle Handlungen an ihr vorgenommen. *„Ich war streng katholisch erzogen worden, Sexualität war bei uns zu Hause ein Tabu. Ich war so erschrocken und fühlte mich so schmutzig; ich wollte Nonne werden, aber ich fürchtete, daß mich nun auch kein Kloster mehr aufnehmen würde."* Susanne versuchte, mit ihrer Mutter zu sprechen, aber diese wertete das Problem ab, hörte weg. Susanne meint: *„Ich hatte das Gefühl, wenn es mal drauf ankommt, hält keine Beziehung, versagen alle Systeme."*

Die intime Beziehung zum Vater zog sich über drei Jahre

hin, und in dieser Zeit entwickelte Susanne ihre Eßstörung. Ihren ersten festen Freund lernte sie viele Jahre
später während des Studiums kennen. Sie erzählte ihm
nichts von ihren „Vorerfahrungen", schämte sich, suchte
zum einen seine Nähe und genoß auch seine Zärtlichkeit,
konnte dann aber Sexualität kaum ertragen, entwickelte
panische Angst davor.

Als Susanne begann, sich in der Therapie mitzuteilen,
ging die Bulimie schlagartig zurück. Es war für Susanne
sehr schwierig, sich mit diesen Traumata auseinanderzusetzen, sie war oft verzweifelt, getrieben von inneren
Zweifeln, fühlte sich zeitweise wie eine Verräterin. Sicher
half die Beziehung zum aktuellen Freund, an dem ihr sehr
viel lag und die ihr Kraft gab, den Schatten aus der Vergangenheit ins Gesicht zu sehen. Susanne besuchte häufig
ihre Eltern, sprach offen mit ihrer Mutter, die jetzt sagen
konnte, daß sie alles mitbekommen hatte, damals aber wie
gelähmt gewesen sei, sich nicht getraut habe, offen darüber zu reden oder wegzugehen. Die Mutter trennte sich
während der Therapie ihrer Tochter vom Vater. Susanne
meinte dazu: *„Ich bin zwar traurig, aber vielleicht kann
ich mich jetzt eher um mich selber kümmern, und es
kann ja sein, daß sie auch etwas für sich tut und nochmal
ein neues Leben beginnt."* Am schwierigsten waren für
Susanne Besuche beim Vater. Dieser verhielt sich vorwurfsvoll, aggressiv, bedrohte sie auch – sie sah jedoch vor
allem seine seelische Not und kämpfte mit ihren Schuldgefühlen.

Susanne lernte in der Therapie, über ihre Gefühle offen
zu sprechen, erlebte auch, daß sie von anderen warm angenommen wurde. Damit wurde es für sie erträglicher, mit
ihren inneren Spannungen umzugehen.

Sie nahm an mehreren Körpertherapien teil, die viele
schmerzhafte Erinnerungen bei ihr weckten und den The-
rapieprozeß beschleunigten. Ganz allmählich wurde sie
lockerer, freute sich wieder an ihrem Körper und den ent-

sprechenden Bewegungs- und Ausdrucksmöglichkeiten. Gerade Körpervideositzungen gaben ihr ein gutes Feedback, und sie stellte fest, daß sie sich zunehmend freier bewegen konnte, einen aufrechteren Gang bekam, eine lebhaftere Mimik; Susanne gefiel sich selbst immer besser. Manchmal konnte sie bei sich selbst ein Aufblitzen von Sinnlichkeit erkennen, das gleichzeitig argwöhnisch beobachtet wurde. Hier holte sich Susanne immer wieder Rückmeldung bei Mitpatientinnen.

Am Ende der stationären Therapie hatte Susanne für sich viele wichtige Fortschritte gemacht: Sie konnte mit dem Essen gut umgehen, war offener, konnte Gefühle zeigen, verfügte über ein wesentlich besseres Körpergefühl. Sie freute sich auf ihre Wohngemeinschaft und Studienkollegen, vor allem auf ihren Freund, wollte auf jeden Fall weiter ambulante Therapie machen und eine Selbsthilfegruppe für sexuell mißbrauchte Mädchen besuchen. Sie meinte: *„Ich hab' panische Angst, wenn's wirklich eng wird, ohne die Eßstörung auszukommen. Aber vielleicht kann ich mit Hilfe von außen weiter lernen, mich zu schützen und ernstzunehmen."*

## 4. Kassandra

*„Ich bin eine Tochter aus gutem Hause, meine Familie sieht nur mein gestörtes Eßverhalten – wenn die wüßten, wie ich mich schäme und was ich unbeaufsichtigt so alles treibe."*

Kassandra war 19 Jahre alt, als ich sie kennenlernte. Sie hatte kurzes, selbst geschnittenes Haar, ein schmales, völlig ausgemergeltes Gesicht, ein Lachen, das wie eine Grimasse wirkte. Sie wog 29 kg bei einer Körpergröße von 172 cm, hatte weite Kleidung an, um ihren Körper darunter zu verstecken. Kassandra sprach überlaut und schnell, war in ihren Bewegungen fahrig, im Kontakt abweisend, wie beständig auf der Flucht. Sie trug einen Rosenkranz aus großen dunklen Holzperlen und erinnerte an eine religiöse Asketin im Büßergewand.

Ein halbes Jahr vorher hatte sie ihr Abitur mit der Note 1,2 bestanden und träumte von einer wissenschaftlichen Karriere. Aus dieser Zeit gibt es Fotos, für die sie bei einem bekannten Fotographen Modell gestanden hatte: Zu sehen ist ein sehr attraktives Mädchen mit langen blonden Haaren, einer leicht durchsichtigen Bluse, weit ausgeschnitten, sinnlich wirkend, mit leicht flirtendem Kontaktaufnehmen zur Kamera hin.

Es dauerte lange, bis Kassandra Vertrauen faßte, sich etwas öffnen konnte, aus ihrer Geschichte erzählte:

Sie stammt aus einer Familie, aus der seit Generationen von seiten der Männer Wissenschaftler hervorgegangen waren. Auch die Frauen hatten jeweils gute Ausbildungen genossen, sich jedoch nach der Heirat ausschließlich den Kindern und deren Erziehung gewidmet. Kassandras Mutter war 19 Jahre, als sie mit ihr schwanger wurde, sie hatte während der Schwangerschaft verschiedene Nahrungsmittelallergien und wog nach der Geburt der Tochter deutlich weniger als vor der Schwangerschaft. Kassandra meint: *„Meine Mutter hat ihre früheren Gewichtsprobleme durch die Schwangerschaften in den Griff bekommen."* Kassandra selber war ein sehr unruhiges Kind, nervös, wird von anderen immer wieder als überspannt geschildert und gleichzeitig bewundert ob ihrer ausgeprägten Schönheit und Intelligenz. Die Atmosphäre im Elternhaus wurde dominiert vom Vater: Er war beruflich stark belastet, zu Hause wenig anwesend, führte dennoch ein strenges Regiment. Kassandra und ihren sechs und zehn Jahre jüngeren Schwestern war immer klar, daß sie etwas Besonderes sein müssen, daß übliche Verhaltensregeln nicht gelten. Besonders wurde auf Tischmanieren geachtet. Bei

Verstößen wurde sie an den langen Haaren gezogen, erhielt Kopfnüsse, wenn Besuch da war auch Tritte gegen das Schienbein unter dem Tisch, *„man durfte bei uns nie etwas bemerken, aber das tat umso mehr weh, ich konnte ja nicht einmal weinen".* Die Ehe der Eltern schildert sie als eng, schwierig und streitbelastet. Der Vater sei eifersüchtig gewesen und habe die Mutter immer wieder entsprechend verdächtigt und dann auch geschlagen. Sie selbst solidarisierte sich mit der Mutter, versuchte diese zu stützen und zu schützen, *„ich hatte immer das Gefühl, auf sie aufpasssen zu müssen".* Bei der Geburt ihrer jüngeren Schwester brach bei Kassandra eine allergische Hauterkrankung aus, so daß sie fortan eine Diät einhalten mußte. Ihr Gewicht sei immer an der unteren Grenze der Altersnorm gewesen. Aus diesem Grunde sei sie auch in den Ferien zu den Großeltern aufs Land geschickt worden, wo sie sich habe erholen können, sich am Umgang mit Tieren erfreute und immer wieder gut aufgepäppelt nach Hause kam. Kassandra meint, sie genoß es ganz besonders, die Zuwendung des Großvaters zu erhalten, der bereits früh philosophische und theologische Themen mit ihr erörterte und sie ob ihrer Intelligenz schätzte. In der Schule war sie eine exzellente Schülerin, *„bereits die Note 2 war eine Katastrophe für mich".* Sie war schüchtern, hatte Angstzustände und Versagensängste, konnte mit niemandem darüber reden.

Mit der Pubertät kam es zu einem gewissen Umbruch. Kassandra erzählt abwehrend: *„Aus dem klugen Musterkind wurde eine kleine Nutte. Ich schminkte mich, zog Miniröcke an, um Mäner auf mich aufmerksam zu machen, ich hörte Popmusik und aß jede Menge Junk-Food."* Die Familie, allen voran der Vater, fanden ihre Veränderung unerträglich, die Mutter hatte Verständnis, lieh ihr Kleider, nahm sie in Schutz. Kassandra meint später, diese Jahre seien wohl ihre glücklichsten gewesen. *„Damals war alles so leicht, voller Freude und Spannung, ich hab'*

*mir über gar nichts wirklich Gedanken gemacht.*" Mit
18 Jahren lernte sie ihren ersten festen Freund kennen.
*„Mir ging es um Nähe, ich wollte einfach im Arm gehal-
ten werden, konnte ihn auch eine ganze Weile hinhalten.
Aber dann mußte ich aufs Ganze gehen, sonst hätte er
mich verlassen.*" Sie wurde intim mit ihm, aber *„es war
komisch, es hat mich gar nicht berührt, da war nichts als
Leere, ich hab' mich wie auf der Schlachtbank gefühlt"*.
Sie schlief dennoch weiter mit ihm, um ihn nicht zu verlieren. Kurz nach dem Abitur blieb die Periode aus. Sie
teilte ihrem Freund ihre Befürchtung mit, schwanger zu
sein. Er reagierte überfordert und distanzierte sich von ihr.
*„Für mich brach eine Welt zusammen. Ich hatte wenige
Tage später einen Abgang, den ich aber geheimhielt.*" Kassandra wurde zu dieser Zeit von den Eltern zu einer
Sprachreise ins Ausland geschickt, um sich bezüglich der
weiteren Studienwünsche besser orientieren zu können.
*„Ich fühlte mich unsicher, verletzt, versuchte aber, mich
wie ein ganz normales Mädchen zu benehmen.*" So ging
sie mit anderen auch abends in Discos. An einem dieser
Abende flirtete sie kurz mit einem jungen Mann, den sie
später abwies. Auf dem Heimweg folgte er ihr und verge-
waltigte sie. *„Das war für mich das Ende. Ich fühlte mich
schmutzig, eklig, häßlich, fett. Dabei wußte ich ganz genau, ich brauche mit niemandem darüber zu sprechen,
ich bin an allem selber schuld.*" Am nächsten Tag sei ihr
übel gewesen, jeglicher Appetit sei ausgeblieben, und seit-
her hatte sie auch ihre Periode nicht mehr. Kassandra
ernährte sich nur noch von Milch und Haferflocken, nahm
400 kcal pro Tag zu sich, schnitt sich die langen Haare,
*„endlich nicht mehr schön sein müssen"*. Kassandra sagt
später, *„ich fühlte mich am Nullpunkt, und dieses Gefühl
habe ich sogar genossen, ein Nichts zu sein, endlich einmal nichts mehr sein zu müssen"*.

Kassandra erzählte niemandem von dieser Geschichte.
Sie kam nach Hause, den Eltern fiel die erschreckende

äußere Veränderung auf. Kassandra wurde zu verschiedenen Ärzten gebracht, erhielt Psychopharmaka, entwickelte zunehmende körperliche Schwächezustände, Mattigkeit, Kreislaufbeschwerden. Sie wurde in einer internistischen Klinik untersucht, wo erstmals die Diagnose Anorexie gestellt wurde. *„Lange weigerte ich mich, mich behandeln zu lassen. Ich fand meine Entwicklung ganz in Ordnung, fühlte mich auch innerlich reiner, wollte mir das nicht wegnehmen lassen. Gleichzeitig wurde ich immer schwächer, und auch alle beruflichen Zukunftsträume waren in weite Ferne gerückt."*

Kassandra meinte später: *„In der Therapie kamen ganz langsam meine Gefühle wieder auf, aber das tat furchtbar weh. Ich fühlte mich wie ohne Haut."*

Es fiel ihr schwer, über Verletzungen zu sprechen, sie fühlte sich beschmutzt, schuldig und schlecht. In Kassandra steckten viel Wut und Haß auf den Mann, der sie vergewaltigt hatte, auf den Freund, der sie verlassen hatte, auf den Vater mit seinen überhöhten Ansprüchen. Sie lernte, darüber zu sprechen, wieder zu weinen und ihre Verletzungen zu spüren. In den Gruppentherapien setzte sie sich in zahlreichen Rollenspielen mit ihrem Familiensystem auseinander. Sie spürte, wie schwer es für sie war, ihre eigene Rolle als Frau zu finden. Die Mutter hatte sie zu schwach erlebt, um sich an ihr orientieren zu können, sie hatte sie manchmal aus diesem Grunde regelrecht verachtet – um so bitterer war es für sie, als sie dann selbst als Frau in eine Opferrolle geriet.

Kassandra hatte in dieser Zeit einen wichtigen Traum, in dem sie sich als Mumie sah, die immer mehr vertrocknete. Sie wachte voller Angst auf und verspürte in dieser Nacht zum ersten Mal wieder richtigen Hunger, konnte essen und dieses auch genießen.

In dieser Zeit traf ich Kassandra einmal zufällig im Ort: Sie war stundenlang im Regen spazierengegangen und klatschnaß. Sie lächelte mich ganz schüchtern an und sagte: *„Stellen Sie sich vor, ich spüre meinen Körper wieder, und es tut mir so gut."*

Kassandra konnte immer mehr Gefühle zulassen; es kam ein Tag, an dem sie ihren Rosenkranz ablegte, ein anderer, an dem sie zum ersten Mal wieder ein rotes T-Shirt trug, sich an Farben erfreute und dabei keine Schuldgefühle mehr hatte. Sie nahm langsam aber konsequent an Gewicht zu bis auf 50 kg. Wichtig wurden ihr die Stationsgemeinschaft und Kontakte zu Mitpatientinnen. Es war für sie ganz wichtig, nicht alleine zu sein mit ihren Problemen und sich austauschen zu können. Sie begann wieder, mit anderen auszugehen und Spaß zu haben. Schließlich entschloß sie sich, ein Praktikum in ihrem Wunschberuf zu machen, um festzustellen, ob ihr eine derartige Ausbildung auch Freude machen könnte.

Als ich Kassandra zuletzt sah, hatte sie sich gerade für ein Studium eingeschrieben und eine eigene Wohnung bezogen. Sie war überglücklich, diese einzurichten und voller Vorfreude auf ihr „neues Leben". Kassandra wirkte noch sehr verletzlich, dabei auch etwas scheu, im Konakt jedoch offen und neugierig. Sie meinte: *„Ich muß jetzt verdammt gut auf mich aufpassen, und ich glaube, ich habe gelernt, mir rechtzeitig Hilfe zu holen."*

## 5. Ursula

„Heile heile Segen! Wenn Du erst verheiratet bist und Kinder hast, tut nichts mehr weh, ist alles gut." Ursula erzählt ihre Anpassung oder auch Überanpassung als Frau und wie ihr ihr gestörtes Eßverhalten dabei half.

Ursula war 37 Jahre alt, als wir uns kennenlernten: groß, übergewichtig (180 cm, 94 kg), eine Frau voller Kraft, für die sie sich schämte, die sie nach Möglichkeit zu verbergen suchte. Ursula war verheiratet, Hausfrau, hatte wegen der beiden Kinder ihren Beruf als Lehrerin aufgegeben. Die ältere Tochter war an Asthma erkrankt. Ursula meinte: *„Ich habe das Gefühl, überall versagt zu haben, im Beruf, als Ehefrau, als Mutter. Jeder Asthma-Anfall meiner Tochter ist ein k.o.-Schlag für mich. Ich fühle mich schuldig, minderwertig und völlig hilflos."* Ursula hatte in den letzten Jahren alles versucht: die gängige Schulmedizin, Außenseitermethoden, sie hatte spezielle Diäten gekocht, alles jeweils kurzfristig von Erfolg gekrönt. Aber immer wieder traten Konfliktsituationen auf, in denen es zu Rückfällen kam, die Tochter wieder akut behandelt werden mußte. Ursula selbst entwickelte in diesen Jahren Heißhungeranfälle auf Süßigkeiten und das Gefühl, das Essen sei ihr außer Kontrolle geraten. Sie nahm 17 kg zu, fühlte sich fett und unattraktiv. Schon lange hatte sie sich keine Kleidung mehr gekauft, *„was soll's auch, bei dem Gewicht, da reichen doch die alte Jeans und das weite Sweatshirt, da sieht man wenigstens nicht so viel".* Sie lebte mit ihrer Familie in einem kleinen Dorf, fuhr nicht mehr Auto, *„das traue ich mich schon lang nicht mehr".* Sie kümmerte sich um den Haushalt, um die Kinder, war voller Selbsthaß, weil sie es nicht schaffte, wenigstens in diesem Bereich „gut genug" zu sein, schämte sich wegen ihrer Eßstörung. Freunde gab es lange nicht mehr. Ursula wachte aus ihrer Lethargie auf, als ein Arzt die Erkrankung des Kindes als „psychogen" einstufte und ihr Therapie empfahl. *„Das war ein Schlag für mich, jetzt wurde auch noch von offizieller Seite bescheinigt, daß ich an allem schuld bin."*

Ursula wuchs als Älteste von insgesamt drei Geschwistern in einer recht bürgerlichen und streng religiösen Familie auf. Die Mutter hatte wie bereits vor ihr die Großmutter nach der Heirat den Beruf aufgegeben und kümmerte sich ganz um die Familie. *„Harmonie war bei uns Pflicht, jeder Streit unter uns Kindern wurde von der*

*Mutter als direkter Angriff gegen sie gewertet und entsprechend massiv unterbunden. Geschlagen wurde ich immer dann, wenn ich wütend war und das auch zeigte."* Für Anpassung habe sie viel liebevolle Zuwendung bekommen. Die Mutter war vom Vater in jeglicher Hinsicht abhängig, mußte sogar über ihr Taschengeld Buch führen. Der Vater war Beamter, ebenfalls sehr religiös, achtete auf Recht und Ordnung in der Familie. Ständig gab es Spannungen zwischen den Eltern, der Vater war aggressiv, fordernd, oft vorwurfsvoll, die Mutter ordnete sich unter. Aber *„in einer christlichen Familie streitet man sich ja nicht"*. Ursula hatte bereits als Kind viel Energie und Kraft. Sie entsprach so gar nicht den Vorstellungen von Weiblichkeit, die ihre Mutter hatte. Dies taten eher die jüngeren Schwestern, *„die waren zierlich, lieb und zärtlich. Ich dagegen war beim Raufen mit den Nachbarsbuben immer oben, liebte Sport, machte mir wenig aus Rüschenkleidchen und gesitteten Besuchen bei Großmutter oder Freundinnen der Mutter"*. Aber: *„Die Wildkatze wurde gezähmt, und zwar sogar recht erfolgreich."* Für immer?

Ursula gab ihre gesamte Kraft in die Schulausbildung. Überdurchschnittlich intelligent und von rascher Auffassungsgabe, war es für sie kein Problem, gute Leistungen zu erzielen. Probleme gab es in der Pubertät: *„Ich kam mit meinem Busenwachstum und meinen weiblichen Formen nicht zurecht. Auch konnte ich mit den anderen Mädchen in meiner Klasse wenig anfangen, die sich schminkten und Stöckelschuhe trugen. Bei uns zu Hause war das ohnehin verpönt, und ich wurde dadurch in der Schule zur Außenseiterin."* Von Jungen hielt sich Ursula fern, sie sollte ja als Jungfrau in die Ehe gehen, außerdem machte ihr dieser Bereich viel Angst. Mit dem Abitur kam die große Freiheit: Ursula zog für ihr Studium in eine andere Stadt, lernte dort ihren späteren Ehemann kennen, einen sehr sensiblen jungen Mann, aus ähnlichen Familienstrukturen kommend. Zwischen beiden entstand eine warme Freundschaft. *„Vor der Sexualität hatten wir beide Angst, da trauten wir uns lange nicht ran, irgendwann nach der Verlobung und kurz vor der Hochzeit erst."* Die Studienzeit war für Ursula eine Zeit voller Freiheit und Entwicklung. Nach dem Examen heiratete sie wie geplant, zog mit ihrem Mann um in eine norddeutsche Stadt, in der er seine erste Stelle bekam, und wurde sofort schwanger. *„Damit hat es sich für mich gar nicht mehr gelohnt, eine Stelle zu suchen, irgendwie war ich auch froh, daß mir das Leben diese Entscheidung abgenommen hat. Ich blieb zu Hause, wartete den ganzen Tag auf meinen Mann, kochte abends und hoffte, das Kind könnte diese Leere in mir ausfüllen."* Das tat es auch tatsächlich, zumindest für die ersten Jahre. Ursulas erstes Kind war und ist wie sie: laut, energisch, kraftvoll, wild, anstrengend. *„Ich wollte ihr ermöglichen, sich frei zu entwickeln, sie nicht so einengen, wie mir das passiert war. Aber trotzdem bringt sie mich ständig an meine Grenzen, an den Punkt, wo ich nicht mehr kann und nur noch zu schreien anfange."* Die zweite Tochter war sanfter, eher wie ihre jüngeren Schwestern.

Nach außen entwickelte sich alles wunderbar: Ursulas Mann machte Karriere, sie zog die beiden Kinder auf. Die Kinder gingen zur Schule, erbrachten gute Leistungen. *„Ich war selbst ganz begeistert, wie gut alles lief und hätte mir überhaupt keine Gedanken gemacht, daß irgendetwas nicht stimmen könnte, wenn nicht das Asthma aufgetreten wäre. Meine eigene Eßstörung ist mir lange nicht aufgefallen."*

Durch Umzüge verlor Ursula immer mehr von ihren alten Kontakten. Irgendwann gab es keine Freundinnen mehr, bei denen sie sich mal aussprechen und erholen konnte. Ursula saß in ihrem schönen Haus auf dem Land, traute sich nicht mehr, Auto zu fahren, weil sie seit langem aus der Übung war. Ihr Mann war beruflich viel unterwegs, wollte sich am Wochenende ausruhen und stand für Aktivitäten nicht mehr zur Verfügung. Die Kinder hatten gute Kontakte, führten relativ rasch ein Eigenleben, *„alle forderten, daß ich einfach funktioniere und damit zufrieden bin"*.

Ursula entwickelte zunehmend Heißhungeranfälle, in denen sie Unmengen Süßigkeiten in sich hineinstopfte, *„völlig hemmungslos, ohne stoppen zu können"*. Sie hatte danach ein schlechtes Gewissen, versuchte, es zu verheimlichen, zwang sich, für die Familie zu Abend zu kochen und dann nochmal mitzuessen, obwohl ihr schon schlecht war. Hinzu kamen immer mehr Probleme mit dem Ehemann, der kein Verständnis dafür hatte, daß sie ihn zu Geschäftseinladungen nicht mehr begleitete, ständig müde war und zu nichts mehr Lust hatte.

In Ursula tobte ein Konflikt: Sie versuchte, so gut und lieb und harmonisch wie nur irgend möglich zu sein, aber bei kleinsten Störungen fuhr sie aus der Haut: *„Ich schreie dann, mir rutscht auch schon mal die Hand aus, und ich gebe eine Ohrfeige. Nachher breche ich weinend zusammen und bitte die Kinder um Entschuldigung. Ich fühle mich so schlecht, nichts ist geworden, wie ich es wollte. Vor allem meine ältere Tochter, die ist mir so ähnlich und reizt mich so."*

Die Großfamilie schaltete sich ein, gab Erziehungsempfehlungen, die bei Ursula die alte kindliche Wut wieder aufbrechen ließen. Und alle Gefühle wurden mit Süßigkeiten „hinuntergeschluckt".

Ursula kam zur Therapie, zunächst in der Erwartung, diese würde ihr helfen, für die anderen noch besser zu funktionieren. Sie war ja davon überzeugt, nur dann liebenswert zu sein, wenn sie es allen recht machte. Vor Auseinandersetzungen hatte Ursula große Angst, auch davor, daß ihre Kraft plötzlich wieder zum Vorschein kommen und die heile Welt um sie herum zerstören könne.

In kleinen Schritten lernte Ursula die Auslösesituationen für ihre Heißhungeranfälle verstehen: Oft waren es

Spannungen, Wut, Einsamkeit, Hilflosigkeit, Langeweile. Sie begann allmählich, an diesen Situationen kleine Veränderungen auszuprobieren: sich mal abzugrenzen, strittige Themen auszudiskutieren, „nein" sagen den Forderungen der Familie gegenüber. Plötzlich bemerkte sie, daß die Familie sogar dankbar reagierte, wenn Konfliktsituationen geklärt wurden und gar nicht so vorwurfsvoll wie sie vermutet hatte. Daß ihr Ehemann bereit war zu Veränderungen, überraschte Ursula grenzenlos. Beide fingen an, vermehrt miteinander zu reden, sich ihre Wünsche und Enttäsuchungen mitzuteilen.

Je mehr sich Ursula in dieser Richtung entwickelte, desto seltener wurden die Heißhungeranfälle. Ohne zu fasten, nahm sie ganz allmählich an Gewicht ab. Sie begann sich recht schmerzhaft mit ihrer kindlichen „Prägung auf Zwangsharmonie" auseinanderzusetzen, auch spürte sie wieder ihre alte Kraft erwachen, ihre Lebendigkeit. Ursula begann zu wandern, Rad zu fahren, zu schwimmen. „Ich spüre meinen Körper wieder auf angenehme Weise, das tut mir unheimlich gut." In Ursula erwachte der Wunsch, wieder berufstätig zu sein. Sie fand auch eine Teilzeitarbeitsstelle, mußte hierfür wieder Auto fahren. „Ich hätte nicht gedacht, daß es meine Familie überlebt, wenn ich vormittags außer Haus bin. Aber irgendwie klappt alles fast besser als vorher. Bei uns ist es zwar nicht mehr so ordentlich, es gibt auch oft mal schnelle Kleinigkeiten zu essen, aber uns geht's allen besser." Heute ist Ursula normalgewichtig (77 kg). Sie hat es geschafft, Kinder und Beruf bzw. Eigeninteressen auszuballancieren, „das klappt insgesamt recht gut, nur manchmal kommt die Waage aus dem Gleichgewicht, und dann habe ich auch mal wieder einen Freßanfall, aber Gott sei Dank nicht mehr sehr häufig, und ich weiß dann auch warum und was ich dagegen tun kann".

# 6. Laura

„Spieglein, Spieglein an der Wand, wer ist die Schönste im ganzen Land?"

Laura war 17 Jahre alt, als sie zur Therapie kam, wirkte jedoch deutlich älter. Sie hatte ein klassisch geschnittenes Gesicht, eine strenge, spanisch anmutende Frisur, schwarzes langes Haar, im Nacken geknotet, war dezent geschminkt, lächelte freundlich wie bei einem Fototermin, hielt aber keinen Kontakt. Sie war sehr weiblich entwickelt, trug ein klassisches Kostüm im Stil einer erfolgreichen Geschäftsfrau. Wenn sie von sich erzählte, hatte ich immer wieder das Gefühl, sie erzählte die Geschichte einer anderen. Sie blieb distanziert, so, als habe alles nichts mit ihr zu tun. Sie berichtete auch selbst, daß es ihr sehr schwer falle, eigene Gefühle wahrzunehmen und sich selbst zu spüren. Sie habe häufig das Gefühl, keinen Kontakt zu sich zu haben, nur noch in einer Rolle zu funktionieren. Laura leidet seit fünf Jahren unter einer Bulimie und erbricht fünf- bis sechsmal täglich. *„Das sind die Momente am Tag, in denen ich meinen Körper spüre, und das tut mir gut."*

Bis zu ihrem 13. Lebensjahr wuchs Laura bei den Eltern auf. Die Mutter schildert sie als wunderschöne Frau, sehr attraktiv, eher streng und dominant. *„Meine Mutter ist ganz Lady, immer perfekt, da sitzt alles, von der Frisur bis zu den Schuhen, sie ist ohne Makel, mein großes Vorbild."* Lauras Mutter „mußte" auf den Druck ihrer Familie hin heiraten, nachdem sie mit Laura im 7. Monat schwanger war. Sie war damals 19 Jahre alt, hatte viele berufliche Zukunftspläne, die erstmal zurückgestellt wurden zugunsten der Tochter. Der Vater, zehn Jahre älter als die Mutter, war immer freiberuflich tätig. *„Er ist ein prima Kumpel, nicht allzu attraktiv mit seinem Schnauzer und Bierbauch, läßt sich ziemlich gehen, aber er ist spontan und lustig, mit ihm kann ich Pferde stehlen."*

An ihre Kindheit hat Laura kaum Erinnerungen. Die Ehe der Eltern sei sehr schwierig gewesen. *„Meine Mutter hat meinen Vater bevormundet wo es ging, und mein Vater hat sie in jeder Beziehung sitzengelassen (bei anfallenden Arbeiten, gesellschaftlich, sexuell). Das Verhältnis zwischen beiden war immer gespannt, ich verstand ihn deutlich besser als sie."* Der Vater hatte früh Beziehungen zu anderen Frauen, gab sich wohl auch wenig Mühe, diese zu verheimlichen. Die Mutter vermittelte Laura strenge moralische Prinzipien und wurde immer verbitterter. Laura begann im Kindergartenalter immer wieder spontan zu erbrechen. Sie wurde von vielen Ärzten untersucht, wobei rezidivierende Schleimhautentzündungen des Magens diagnostiziert wurden. *„Solange ich denken kann, brauchte ich mich nur vornüber zu beugen, und schon erbrach ich. Im Kindergarten hieß es dann immer ,du stinkst' wegen meines Mundgeruchs. Das machte mich furchtbar wütend, und ich war wohl auch öfter mal brutal zu anderen Kindern."* Zu dieser Zeit hatte Lauras Mutter begonnen, vormittags zu arbeiten. In der Familie wurde Lauras Erbrechen schließlich als nervöse Reaktion auf die neue Berufstätigkeit der Mutter und ihre eigenen Integrationsprobleme im Kindergarten gewertet, und alle gewöhnten sich daran.

Laura wurde eingeschult. Sie war eine mittelgute Schülerin. Es war für sie nie leicht, sich in einen Klassenverbund zu integrieren, sie hatte immer eine Außenseiterrolle inne. Mit zehn Jahren kam sie in eine 20 Kilometer entfernte Ganztagsschule, wo sie einige gute Freundinnen fand. Laura war immer etwas pummelig. Die Mutter predigte von jeher *„Du mußt auf deine Figur achten. Als Frau ist es wichtig, schlank zu sein. Friß nicht alles in dich hinein, achte auf dich".* Laura kam früh in die Pubertät und entwickelte sich außergewöhnlich rasch, *„mit 13 Jahren sah ich so aus wie jetzt, ich habe unglaublich unter meinem großen Busen gelitten".* Als sie 13 Jahre alt war, kam es zwischen den Eltern zum endgültigen Bruch. Lauras Vater nahm sich in der Nähe eine eigene Wohnung, und Laura ging mit ihm mit. *„Ich haßte meine Mutter. Mit ihrem ewigen Ordnungssinn und ihren Vorwürfen hatte sie ihn aus dem Haus geekelt. Ich wollte nichts mehr mit ihr zu tun haben, nur mit ihm ein neues Leben beginnen. Ich war so froh, daß er mich mitnahm."* In dieser Zeit verliebte sich Laura zum ersten Mal in einen 18jährigen Jungen. Sie versuchte abzunehmen, wollte schlank sein, ihm gefallen, nahm auch in kurzer Zeit 10 kg ab, von 70 auf 60 kg bei einer Körpergröße von 170 cm. Laura erzählt: *„Ich hatte nur noch Angst, mein Gewicht nicht halten zu können, wollte eher weiter runter, aber ich bekam fürchterlichen Heißhunger. Außerdem begann ich zu dieser Zeit, die Pille zu nehmen, und darauf nahmen meine Freundinnen reihenweise zu."* Laura begann ein intimes Verhältnis mit dem 18jährigen Jungen. Es war für sie zunächst kein Problem, das geheimzuhalten, denn ihr Vater war ganztags berufstätig und nachts häufig bei seiner Freundin. *„Ich hatte meistens sturmfreie Bude, und das habe ich gründlich ausgenutzt."* Als ihr Freund einmal sagte, sie habe einen „dicken Hintern", begann sie, alles wieder auszuspucken, was sie gegessen hatte. Laura: *„Mir ging's in dieser Zeit verdammt schlecht: Mein Vater war hinter mein Verhältnis gekommen und strikt dagegen. Er drohte sogar mit Anzeige. Um mich kümmerte er sich gar nicht, er war nie zu Hause, nachts bei seiner Freundin und dachte auch noch, ich würde nichts merken. Mit meinem Freund ging's mir gut, aber mit Sexualität kam ich nicht so recht klar, ich hatte ständig ein schlechtes Gewissen."* Als die Situation beim Vater sich weiter zuspitzte, ging Laura zurück zu ihrer Mutter. Diese nahm sie überglücklich bei sich auf. Dennoch stand zwischen ihnen beiden das Problem, daß Laura sich zwei Jahre lang für den Vater entschieden und damit die Mutter „verraten" hatte. Die Mutter ging zunächst davon aus, daß jetzt alles gut werden würde. Sie hatte gerade ihre Boutique eröffnet und war erfolgreich, aber dadurch viel von zu Hause abwesend. Sie erwartete, daß Laura ganztags zur Schule ginge, gute Leistungen erziele, ihr Eßverhalten normalisiere und die Beziehung zu dem Freund, die sie für zu früh empfand, aufgebe. Laura: *„Ich versuchte es auch wirklich, mich zu bessern, aber irgendwie klappte es überhaupt nicht. In dieser Zeit fing ich an zu stehlen, wobei ich es irgendwie nur gerecht fand, daß ich mir auch endlich mal etwas für mich nehmen konnte und nicht nur immer für die anderen."* Mit 16 Jahren wurde Laura zum ersten Mal erwischt, mußte von der Mutter bei der Polizei abgeholt werden. Die Mutter schien wie erstarrt ob der Schande. Die Familie lebte in einer winzigen Kleinstadt, war überall bekannt. Zu Hause unternahm Laura einen Selbstmordversuch mit Rasierklingen. *„Ich wollte nicht sterben, ich wollte eher eine Warnung signalisieren, hatte wohl auch Angst vor der Reaktion der Mutter."* Die Mutter reagierte dann auch mit Verständnis, Laura gelobte Besserung. Sie half in ihrer Freizeit der Mutter in der Boutique, bekam dafür schöne Kleidung, versuchte, sich dem Typ der Mutter anzunähern, denn sie bewunderte sie sehr. Laura: *„Mir fiel es so schwer, mein Gewicht zu halten. Ich hatte immer wieder Freßanfälle, versuchte, dann nicht zu erbrechen, nahm aber immer gleich ein paar Kilo zu. Mit der Bulimie ging es besser, da konnte ich essen, was ich wollte, ausspucken und hielt mein Gewicht. Wenigstens sah ich damit gut aus. Meiner Mutter fiel das alles zwar auf, aber sie dachte, mein Magen wäre kaputt, und ich müßte ja etwas essen, wenn ich ständig erbreche und nichts bei mir behalten kann."* In der Folgezeit hatte Laura einen Freund nach dem anderen, alle heimlich, keinen länger als drei Monate. Auch begann sie wieder zu stehlen, vor allem Nahrungsmittel für die Heißhungeranfälle. Die Wochenenden verbrachte sie beim Vater und seiner aktuellen Freundin, die mittlerweile bei ihm lebte. Während der Woche blieb sie bei der Mutter. Diese begann zu dieser Zeit auch wieder eine eigene neue Beziehung, war sehr verliebt. Laura: *„Plötzlich wurde mir alles zu dicht, bei der Mutter zu Hause saß ständig der neue Freund herum, und beide turtelten, beim Vater war die Freundin, für mich hatte keiner mehr Zeit. Auch die Männer, mit denen ich schlief, hielten nicht das, was ich mir davon versprach. Ich glitt immer tiefer in den Sumpf."* Lauras Schulleistungen wurden schlechter, sie trieb sich zunehmend herum, stahl, hatte bis zu zehn Heißhungeranfälle mit nachfolgendem Erbrechen pro Tag und war in Gedanken überwiegend mit ihrer Figur und der Angst vor Gewichtszunahme beschäftigt.

Laura: *„Meine Mutter hatte eine Freundin am gleichen Ort, die führte ebenfalls ein Bekleidungsgeschäft. Bei einem meiner Besuche bei ihr ließ ich einen ganzen Stoß T-Shirts mitgehen. Heute glaube ich, ich wollte damals, daß endlich mal jemand merkt, wie schlecht es mir geht."* Die Bekannte rief bei Lauras Mutter an, diese beim Vater, Laura mußte die Sachen zurückbringen und sich entschuldigen. *„Plötzlich saßen beide über mich zu Gericht, sie sprachen von Strafen, die sie sich für mich ausdenken wollten. Ich sperrte mich in meinem Zimmer ein und schluckte alle Medikamente, die ich in unserer Hausapotheke finden konnte. Ich wollte nichts mehr sehen und hören, nichts mehr spüren, nur noch wegdösen. Meine Eltern fanden mich und brachten mich ins Krankenhaus."* In der Klinik kam es zu Gesprächen mit Ärzten und der Familie, wobei Laura dringend eine stationäre Therapie angeraten wurde.

Laura hatte mehrere stationäre Aufenthalte, auch längerfristig ambulante Therapie. Lauras Hauptproblem war, ihre Gefühle nicht wahrnehmen, Bedürfnisse nicht spüren und ausdrücken zu können. Sie konnte sich gegenüber Forderungen von außen zunächst nur sehr schwer abgrenzen. Sie machte diesbezüglich langsame Fortschritte, wobei ihr vor allem die Gruppentherapien wichtig waren. Hier wurde ihr deutlich, daß eine offene und spontane Haltung ihrerseits Nähe und Wärme im Kontakt überhaupt mit anderen erst möglich machen. Sie verstand allmählich die Auslösesituationen für ihre Freßanfälle, hatte sie sich doch seit langem angewöhnt, sämtliche Spannungen bei sich und in ihrem Umfeld damit zu lösen. Je mehr sie sich damit auseinandersetzte, umso deutlicher ging auch die Eßstörung zurück. Bei zahlreichen Gesprächen mit der Mutter konnte Laura Konkurrenzdruck spüren, ansprechen und mehr Distanz finden. Auch lernte Laura, Verantwortung für sich zu übernehmen, für ihr Geld, für ihren Körper, für ihre Nahrung. Langsam konnte sie auch Abstriche bezüglich ihrer „perfekten Außenfassade" zulassen. Laura wurde natürlicher, die Spaltung zwischen Perfektionismus einerseits und Bulimie, Stehlen sowie ständig wechselnden Verhältnissen andererseits nahm ab. Laura lebte noch eine Weile bei ihrer Mutter, machte dort auch ihr Abitur, zog dann mit einem Freund zusammen in eine eigene Wohnung. Gestohlen hatte sie zu diesem Zeitpunkt seit Jahren nicht mehr, ihr Gewicht konnte sie relativ konstant bei 60 bis 63 kg halten. Die bulimischen Rückfälle traten gelegentlich auf. *„Das ist mein letztes Ventil in extremen Spannungssituationen. So ganz traue ich mich noch nicht, mich davon zu verabschieden. Aber ich brauche es zunehmend weniger."* Das Problem der eigenen weiblichen Identität und versuchten Anpassung an die Mutter bzw. der entsprechenden Konkurrenz besserte sich zwar zunehmend, blieb im Tenor aber erhalten. Dies äußerte sich z. B. darin, daß Laura unbedingt die Modeschule besuchen wollte und eine entsprechende Designer-Laufbahn anstrebte.

# 7. Rebecca

Verantwortung für die Mutter, ein abwesender Vater und eine unerwünschte Schwester.

Rebecca ist ein Mischlingsmädchen, 18 Jahre alt, halb Südamerikanerin, halb Deutsche. Sie wirkte noch sehr kindlich, sah etwas fremdländisch aus, sehr hübsch, quirlig, ein richtiges Energiebündel. Alle mochten sie gern, sie brachte Schwung in jede Gruppe, in die sie kam, verbreitete um sich Freude, Lebendigkeit, Lachen. Ihr großes Geheimnis war ihre Bulimie: Nach der Schule verschlang sie nachmittags, wenn sie alleine war, riesige Mengen von Nudeln, Schokolade, Eis, die sie nachfolgend erbrach. Weil ihr letzteres so schwer fiel, benutzte sie Zahnbürsten und Kochlöffel als Hilfsmittel, um die Nahrung aus dem Magen wieder aus sich herauszubefördern. Nach außen hatte sie eher die Rolle des Clowns inne. Echte Vertrauenspersonen gab es nicht.

Rebeccas Eltern lernten sich während des Studiums kennen. Die Mutter hatte sich gerade aus einer Großfamilienstruktur gelöst und Freiheit für sich in der Ausbildung gesucht. Sie war eine kleine, blonde, zierliche, zurückhaltende und eher schüchterne junge Frau, außerhalb ihres behüteten Elternhauses eher unselbständig und verunsichert. Der Vater stammte aus Südamerika, war laut Rebecca *„ein richtiger Macho"*, selbstsicher, dominant, klug, packte Probleme praktisch an. Rebeccas Mutter wurde ungewollt schwanger, *„für sie muß wohl eine Welt zusammengebrochen sein, aber dennoch entschloß sie sich, mich zu behalten"*. Die Großeltern mütterlicherseits wehrten sich sehr gegen diese Verbindung und anfänglich auch gegen Rebecca. Diese war in ihren ersten zwei Lebensjahren tagsüber in einer Kinderkrippe untergebracht, am Wochenende bei der Mutter oder den Großeltern. So konnte die Mutter weiterstudieren. Vom 2. bis 5. Lebensjahr war

Rebecca ganz bei den Großeltern, woran sie sehr schöne Erinnerungen hat: *„Dort ging's mir so richtig gut: Alle kümmerten sich um mich, verwöhnten mich, wir lebten auf dem Lande, es gab andere Kinder und Tiere, ich hatte alle Freiheiten."* Nach Beendigung des Studiums heirateten Rebeccas Eltern und nahmen sie zu sich. Rebecca meint: *„Zu dieser Zeit hörte meine Kindheit schlagartig auf."* Rebecca hatte Schwierigkeiten, die Trennung von den Großeltern zu verkraften. Die Mutter arbeitete tagsüber, war immer müde und erschöpft. Rebecca kam in einen Ganztagskindergarten, wo sie Integrationsprobleme hatte. Der Vater versuchte, sie „zu erziehen", war außerordentlich streng. *„Strafen oder Schläge hatte ich vorher gar nicht gekannt, bei meinen Großeltern konnte ich ja machen, was ich wollte. Plötzlich war alles schlecht, ich war ungezogen und daneben."* Die Eltern stritten sich, häufig wegen Rebecca. *„Zu dieser Zeit fing ich an, meinen Vater zu hassen. Meine Mutter war ohnehin so erschöpft, und er forderte nur, nichts war ihm recht, er war mit allem unzufrieden."* Es gab heftige Streitigkeiten, z. B. bestrafte der Vater Rebecca, die Mutter ging dazwischen, daraufhin verprügelte er beide. Rebecca erinnert sich: *„Ich sagte meiner Mutter immer, laß uns von ihm weggehen, wir zwei schaffen das auch alleine, den brauchen wir doch nicht. Als ich neun Jahre alt war, trennten sie sich. Ich gab meiner Mutter die Kraft dazu, auch die Kraft dazu, beruflich weiterzumachen, ihre Depressionen zu überwinden, die Trennung zu überstehen."* Rebecca wohnte zu dieser Zeit mit ihrer Mutter in einer kleinen Wohnung, war sehr selbständig. Die Mutter arbeitete ganztags, Rebecca ging vormittags in die Schule und erledigte nachmittags Aufgaben im Haushalt, so gut sie es konnte. *„Dafür hatten wir die Abende und Wochenenden ganz für uns alleine, und wir machten es uns wunderschön."* Rebecca schaffte den Wechsel aufs Gymnasium, brachte gute Leistungen in der Schule und fand am neuen Wohnort viele Freunde.

„*Mit zwölf Jahren kam ich in die Pubertät, das war eine lustige Zeit. Mamma machte immer wieder Witze, meinte, die Jungen seien alle nicht gut genug für mich. Wir nähten zusammen witzige Kleider, hörten fetzige Musik.*"

Als Rebecca 14 Jahre alt war, kam der Vater zu einem Besuch nach Deutschland. Sie hatte ihn jahrelang nicht gesehen. Zu Rebeccas großem Erstaunen versöhnten sich die Eltern: „*Ich hab' gedacht, jetzt bricht die ganze Welt zusammen. Ich konnte es nicht fassen, daß die Mutter alles vergessen hatte, was wir mitgemacht hatten. Ich hab' mich in dieser Zeit so fürchterlich aufgeführt, daß beiden klar war, daß ein Zusammenleben mit uns dreien nicht mehr in Frage kommt. Nach den Ferien ist mein Vater dann auch wieder abgereist.*" Die Mutter wurde erneut schwanger und gebar ein kleines Mädchen. Rebecca meint: „*Die Schwangerschaft versuchte ich so gut wie möglich zu verdrängen, aber dann war das Kind da, und ich sollte mich über diese kleine Schwester auch noch freuen. Ich schämte mich, ihr Geruch ekelte mich an. Und ich sollte mich auch noch um sie kümmern, denn die Mutter mußte ja weiterarbeiten, und die Kinderfrau war auch nicht immer da.*"

Rebecca begann in dieser Zeit, das Essen zu verweigern und nahm von 50 auf 36 kg ab, bei einer Körpergröße von 161 cm. Die Mutter reagierte mit großer Sorge, übte Druck auf sie aus, wieder zuzunehmen. Rebecca: „*Plötzlich hatte ich das Hungern nicht mehr im Griff, ich schlang immer wieder wahllos alles in mich hinein, was ich im Kühlschrank finden konnte. Ich war dann völlig verzweifelt, wollte das Essen wieder loswerden, mir tat der Bauch weh, ich fühlte mich voll, eklig, häßlich und fett. Durch einen Film kam ich auf die Idee zu erbrechen, aber bei mir klappte das nicht so einfach. Ich brauchte immer viele Hilfsmittel, Salzwasser trinken, Manipulieren mit der Zahnbürste. Es war eine einzige Quälerei.*"

Die folgenden Jahre waren von der Eßstörung geprägt.

Rebecca besuchte das Gymnasium, erbrachte mittlere Leistungen, war nachmittags alleine zu Hause, weil die kleine Schwester bei einer Ganztagsmutter untergebracht war. An diesen Nachmittagen hatte sie stundenlange Freßanfälle mit nachfolgendem Erbrechen. Sie wartete dann auf die Mutter, die nach der Arbeit die Kleine abholte und mit nach Hause brachte. Sie meint: *„Seitdem meine Schwester auf der Welt ist, hatten wir keine ruhige Minute mehr. Sie ist ein katastrophales Kind, macht alles kaputt, schreit ständig. In der wenigen Zeit, die meine Mutter hat, kümmert sie sich auch noch um sie. Ich glaube, sie liebt sie tatsächlich."*

Eines Abends hatte Rebecca einen Schwächeanfall und wurde bewußtlos. Die Mutter brachte sie ins Krankenhaus, wo eine bedrohliche Hypokaliämie festgestellt wurde. Es folgte die medizinische Diagnostik, Rebecca erzählte den Ärzten schließlich von ihren bulimischen Anfällen. Damit wurde bei einem gemeinsamen Gespräch auch die Mutter konfrontiert. Diese reagierte sehr betroffen, schuldbewußt, traurig. Schließlich einigten sich beide, daß Rebecca eine Weile für eine psychosomatische Behandlung von zu Hause weggehen sollte.

Während der Therapie konnte Rebecca immer mehr ihre Clownrolle wahrnehmen und allmählich Gefühle wie Einsamkeit, Traurigkeit und Eifersucht zeigen oder äußern. Sie verstand allmählich, daß sie sehr früh Verantwortung für die Mutter übernommen hatte und damit überfordert war. *„Ich hab' meine Mutter immer so schwach erlebt. Ich habe befürchtet, sie könne das alles nicht schaffen, wenn ich nicht stark wäre."* Bei gemeinsamen Gesprächen mit der Mutter merkte sie, daß diese sehr wohl ihre Stärken hat und in der Zwischenzeit alleine klarkam. Rebecca wurde es damit möglich, über ihre Schwierigkeiten zu sprechen, womit sich das Verhältnis beider entspannte, jede der beiden Frauen auch etwas für sich selber tun konnte, ohne ein schlechtes Gewissen zu haben oder das

Gefühl, der anderen dabei etwas wegzunehmen. Beide erlebten diese Entwicklung als befreiend. Ansatzweise versuchte Rebecca auch, die kleine Schwester kennenzulernen, wie sie wirklich war, und sie nicht ausschließlich als Konkurrentin zu sehen.

Ein wesentliches Thema in Rebeccas Therapie war die Auseinandersetzung mit dem abwesenden Vater. Sie konnte sich schließlich eingestehen, wie sehr er ihr gefehlt hatte, wieviel Sehnsucht nach ihm sie unterdrückt hatte. Sie konnte sich auch an warme und stützende Seiten von ihm erinnern, die sie verdrängt hatte, um der Mutter eine Entscheidungshilfe zu sein. Im Rahmen dieser Auseinandersetzungen ging Rebeccas Bulimie gänzlich zurück. Sie besuchte in den Sommerferien ihren Vater in Südamerika, lernte erstmals seine Familie kennen, erlebte diese als annehmend, fremd und doch vertraut.

Die Familienstruktur veränderte sich dahingehend, daß die Familien des öfteren Kontakt miteinander hatten, der Vater in Urlauben zu Besuch kam und Kontakt möglich war. Rebecca nahm sich nach dem Abitur ein Zimmer in einer Wohngemeinschaft am gleichen Wohnort wie die Mutter, *„zu Fuß 15 Minuten Weg"*. Heute sagt sie: *„Meine Mutter ist immer noch der wichtigste Mensch in meinem Leben, und ich liebe sie sehr. Aber ich habe jetzt meine WG, meine Freunde, auch einen ersten Freund, den ich sehr gerne mag. Ich schaffe es immer mehr, mein eigenes Leben zu leben. Und wenn mir nach Besuchen ist, dann bin ich ja in 15 Minuten bei ihr."*

# 8. Josephine

Ich bin euer Retter – solange ich krank bin, müßt ihr euch vertragen. *Gemeinsames Leid kontra Trennung*

Als ich Josephine zum ersten Mal sah, wirkte sie auf mich völlig unerreichbar. Sie war ausgezehrt, wog 32 kg, war 167 cm groß. Sie hatte müde Augen, war im Kontakt mißtrauisch, begann sofort zu kämpfen, wenn auch nur das Gespräch in Richtung Essen oder Gewicht ging. Josephine lebte in einer eigenen Welt: Sie hatte in den letzten Monaten so gut wie kaum mehr etwas gegessen, tagsüber vielleicht zwei bis drei Äpfel, nachts Bouillon oder Fertigsuppe. Ihr Bauch war aufgetrieben, die Beine voller Oedeme. Sie hatte das Gefühl, ganz im Dunkeln zu sein, sich nichts mehr gönnen zu dürfen, *„nicht einmal die Sonnenstrahlen"*. Essen war für sie schmutzig, unrein. Es war mit dem Gefühl verbunden, sich Schädliches zuzuführen. Josephine wusch sich sehr oft, um ihr Hautfett zu entfernen. Sie hatte ganz rissige, trockene Hände. Sie ging mit letzter Kraft in die Schule, 11. Klasse Gymnasium, lebte allein in einer kleinen Wohnung. Josephine hatte Konzentrationsstörungen, sie fühlte sich erschöpft, sie fror ständig, nahm ihre Wärmflasche, so gut es ging, überallhin mit. Ihr Bauch war voller alter und neuer Brandwunden – ihr Temperaturempfindungsvermögen war stark reduziert. Es schien, als trenne eine unsichtbare Wand sie von ihrer Umwelt.

Vor drei Jahren hatte Josephine noch 57 kg gewogen, war mit einer Clique viel weggegangen, hatte sich gerade zum ersten Mal verliebt. Wir beide brauchten lange, um zu verstehen, was in diesen Jahren eigentlich passiert war. Meine Angst während dieser Zeit ihrer Begleitung war, Josephine könnte sterben, bevor Auswege gefunden wären; es schien in der Therapie tatsächlich ein Wettlauf mit der Zeit stattzufinden.

Josephine wuchs mit einer eineinhalb Jahre älteren Schwester bei den Eltern auf. Ihre Mutter hatte während der Schwangerschaft mit ihr ihre eigene Mutter gepflegt, die kurz vor Josephines Geburt verstarb. Dieser Todesfall überschattete dann auch Josephines Geburt und frühe Kindheit. Die Mutter war sehr traurig, fühlte sich einsam und hatte Schwierigkeiten, sich auf ihr Kind einzustellen. Dennoch entstand mit der Zeit zwischen beiden eine sehr enge Beziehung, *„meine Mutter war und ist mein ein und alles, ich habe sie wahnsinnig lieb".* Der Vater war beruflich erfolgreich. Er ließ sich von seiner ersten Frau scheiden und ließ sie mit den Kindern zurück, als Josephines Mutter, seine Angestellte, schwanger wurde. Er war geschäftlich viel unterwegs, hatte häufige Stellen- und Wohnortwechsel, war auch im Ausland tätig. Die Familie lebte immer wieder über Jahre weitgehend getrennt. *„Meine Familie, das waren wir drei, meine Mutter, meine Schwester und ich. Meinen Vater sah ich oft monatelang nicht, und wenn, dann höchstens an den Wochenenden."* Die Ehe der Eltern wurde zunehmend schlechter. Beide begannen, ihre Probleme mit Alkohol zu betäuben. So brauchte Josephines Mutter schon morgens ein Glas Sekt, um in den Tag zu gehen. Josephine meint: *„Ich versuchte, auf sie aufzupassen, ihr keine Probleme zu machen, sie vom Alkohol abzuhalten. Wenn sie dann doch trank, hatte ich das Gefühl, versagt zu haben und schuld daran zu sein, versuchte es auch vor den anderen zu verbergen."* Wegen der häufigen Umzüge und damit verbundenen Schulwechsel hatte Josephine Schwierigkeiten, über längere Zeit Freundschaften zu halten. Der Vater war sehr leistungsorientiert. Dementsprechend versuchten die Kinder, in der Schule so gut wie möglich zu sein, bekamen für gute Noten auch Zuwendung von ihm und Lob. Die ältere Schwester war mehr zum Vater hin orientiert. Konkurrenz um die Lieblingsstellung bei der Mutter entschied Josephine als Nesthäkchen in der Regel für sich.

Mit 13 Jahren bekam Josephine erstmals ihre Periode. Sie erlebte die Pubertät als Aufbruchphase, war einige Jahre konstant in der gleichen Schule, hatte Freunde. Sie unternahm viel mit einer kleinen Clique, verliebte sich auch zum ersten Mal, mußte dann feststellen, daß sie im körperlichen Bereich Nähe vor allem zuließ, um den Freund nicht zu verlieren, obwohl ihr diese Annäherungen doch viel zu schnell gingen. Aber: *„Insgesamt war das für mich eine schöne, recht sorgenfreie und ausgelassene Zeit."*

Dann kam der Vater von einem längeren Auslandsaufenthalt zurück und nahm eine Arbeitsstelle in Norddeutschland an. Er kaufte dort ein Haus für die Familie und nahm die ältere Tochter mit, die dort vorerst mit ihm lebte. Josephine blieb mit ihrer Mutter in Süddeutschland, um das alte Haus zu verkaufen. *„Endlich hatte ich meine Mutter für mich ganz alleine, wir genossen diese Zeit, unternahmen viel miteinander, sie trank auch weniger, tat mehr für sich."*

Währenddessen entwickelte die ältere Schwester beim Vater eine Magersucht. Als Josephine sie nach Monaten wiedersah, erschrak sie: Die Schwester wog 38 kg, wirkte völlig überdreht. Als Josephine 15 Jahre alt war, zogen sie und ihre Mutter ebenfalls nach Norddeutschland. Josephine mußte erneut die Schule wechseln. Das Zusammenleben in der Familie war schwieriger denn je. Die Eltern stritten sich täglich, tranken beide exzessiv, es kam zu fürchterlichen nächtlichen Szenen. Die Mutter wollte sich vom Vater trennen. Die ältere Schwester hungerte weiterhin, kochte aber für die Familie und begann, vor allem Josephine zu füttern. In der neuen Schule kam Josephine überhaupt nicht zurecht: Sie hatte schlechte Noten, brauchte erstmals Nachhilfe, wurde von Mitschülern nicht integriert. Josephine nahm zu, bis sie 64 kg wog, wurde gehänselt, empfand sich zunehmend häßlicher, die Schwester dagegen strahlend schön. Schließlich begann sie, unterstützt von ihrer Familie, vor allem von der Schwester, eine

Diät zu machen. Sie nahm in einem halben Jahr auf 47 kg ab und, als sie wieder normal aß, sofort 5 kg zu. *„Das frustrierte mich, ich wollte unbedingt wieder unter 50 kg kommen."* Die Mutter und Schwester hatten jetzt kein Verständnis mehr, weigerten sich auch, weiterhin so aufwendig zu kochen. *„So begann ich in Eigenregie, weiter abzunehmen. Als ich bei 45 kg nicht aufhörte, begann meine Familie, sich Sorgen zu machen, aber ich war nicht zu stoppen. Dann ging alles ganz schnell. In drei Monaten hatte mich auf 34 kg heruntergehungert. Ich lernte viel, und meine schulischen Leistungen waren plötzlich super. Ich hatte mehr Energie denn je. Von meinem ersten Freund trennte ich mich in dieser Zeit, ich hatte einfach keine Lust mehr, mit ihm zusammenzusein. Meine Schwester machte ihr Abitur, nahm zu, bis sie ihr Idealgewicht wieder erreicht hatte, und zog von zu Hause aus. Ich kam in eine psychiatrische Klinik. Dort verbrachte ich ein halbes Jahr im harten Kampf gegen Ärzte und Therapeuten."* Die gemeinsame Sorge um die Tochter hatte die Ehe vorübergehend stabilisiert. Die Eltern brachten Josephine in die Klinik, gingen regelmäßig mit ihr zu familientherapeutischen Gesprächen. *„Ich konnte alle wunderbar manipulieren: Wenn ich etwas zunahm, gingen alle wieder ihrer eigenen Wege. Nahm ich ab, brach Panik aus, und sie kümmerten sich um mich; außerdem vertrugen sie sich in dieser Zeit auch recht gut."* Schließlich hielt Josephine die Kliniksituation nicht länger aus und beschloß, sich „rauszufressen". Sie nahm zu, erreichte die geforderten 52 kg, wurde entlassen. Sie zog von zu Hause aus in ein eigenes Zimmer, wie ihr die Therapeuten geraten hatten. *„Ich wollte vor allem mit meiner Mutter nichts mehr zu tun haben, mich von ihr ablösen, aber vielleicht war das mit 16 doch zu früh. Ich lebte jetzt alleine und war ohne jede Kontrolle. Mit dem Essen kam ich überhaupt nicht klar. Ich hatte Sehnsucht nach meiner Mutter, hungerte tagelang, legte dann Freßorgien ein, bis ich das Gefühl*

*hatte, mir platzt der Bauch. In dieser Zeit begann ich, Ab-*
*führmittel zu nehmen, am Anfang wenige Tabletten,*
*dann bis zu 60 am Tag.*" Josephine ging wieder zur Schule,
arbeitete dort „*so verbissen wie zuvor*", war eine sehr gute
Schülerin. Abends und an den Wochenenden jobbte sie. Sie
schlitterte langsam in eine „*schlimme Freßphase*" hinein:
„*Ich konnte die Fresserei überhaupt nicht mehr kontrol-*
*lieren. Ich aß nur noch, vor allem nachts, und nahm 20 kg*
*zu. Während ich immer unglücklicher und verzweifelter*
*wurde, freute sich meine Umwelt, daß ich nun endlich ge-*
*sund wurde. Ich dagegen verachtete mich und konnte mit*
*niemandem mehr reden. Ich suchte Kontakt zu meinem*
*Ex-Freund, war total am Ende. Wir waren eine Weile wie-*
*der zusammen, und er half mir, mein Essen zu kontrolie-*
*ren. Mit ihm zusammen begann ich eine strikte Diät und*
*war überglücklich, daß ich es endlich wieder konnte.*" Josephine meint später, sie wußte bereits bei einem Gewicht
von 56 kg, daß sie wieder magersüchtig war. Sie hungerte
strikt, lebte von Tomaten, hartgekochten Eiern, Fertigsup-
pen, benötigte kaum mehr Schlaf, trieb exzessiv Sport, arbeitete neben der Schule fast jeden Abend. „*Ich war ein-*
*fach nicht mehr aufzuhalten.*" Ihr Freund reagierte
entsetzt über den Umschwung und zog sich zurück. Ein
Jahr später hatte Josephine 30 kg Körpergewicht verloren
und fühlte sich „*geistig und körperlich am Ende*". Auf
massive Interventionen von seiten ihrer Familie begab sie
sich erneut in stationäre Behandlung.

Josephine hatte Sehnsucht nach ihrer Mutter. Sie
machte sich Sorgen, diese könnte weiterhin zu viel trinken. Auch rief die Mutter täglich an. Gleichzeitig hatte sie
große Angst vor Treffen mit ihr und entwickelte Wut- und
Haßgefühle, wenn sich die Mutter „gehenließ". Josephine
sagte in dieser Zeit einmal: „*Wenn ich an meine Mutter*
*denke, bekomme ich einen großen Druck auf der Brust, ir-*
*gendwie drückt sie mich runter, macht mein Herz zu, ich*
*werde dann so matt und müde und habe das Gefühl, ich*

*hab' gar kein Recht auf ein eigenes Leben.* "Josephine versuchte, sich immer wieder mit ihrer Mutter auseinanderzusetzen. Sie verstand langsam, wie sie mit ihrem Gewicht die Mutter in Schach halten konnte. In dieser Zeit wurde die Mutter körperlich krank und hörte aus diesem Grund mit dem Trinken auf. Josephine konnte eine Gewichtszunahme bei sich zulassen, eigene Perspektiven entwickeln. Bei einer Therapiebeurlaubung hatten beide einen Rückfall, die Mutter trank wieder, Josephine nahm erneut ab. Daraufhin meinte der Vater, daß es nicht sinnvoll sei, wenn Josephine in der Nähe wohne oder häufig in der Familie sei. Josephine zog sich gekränkt zurück. Sie setzte sich in dieser Zeit intensiv mit dem Vater auseinander, fühlte sich einerseits abgeschoben, ausgeschlossen, weggeschickt, war andererseits aber auch dankbar, daß er für die Mutter sorgte, sich dieser zuwandte. Sie begann, sich gelegentlich mit ihm zu treffen und dabei auch über ihre Gefühle zu reden, *„ich war ganz erstaunt, daß ich mit ihm reden konnte. Er hatte ganz gute Ansichten, half sogar beim Einrichten der neuen Wohnung. Ich freute mich, endlich mal eine Beziehung zu ihm zu bekommen".*

Langsam gewann Josephine wieder Lebensmut. Während sie ihre Lebensbereiche ordnete, eine Wohnung fand, sich in einer Schule anmeldete, ihren Umzug managte, konnte sie schrittweise an Gewicht zunehmen. Sie wurde mit 48 kg entlassen, wollte weiter ambulante Therapie machen und eine Selbsthilfegruppe besuchen.

Während der nächsten Jahre hatte ich mit Josephine gelegentlich Kontakt. Sie hatte große Probleme, mit anderen jungen Leuten zurechtzukommen. *„Beim Ausgehen hatte ich das Gefühl, irgendwie nicht mithalten zu können, die anderen waren viel lebendiger und witziger. Vor allem Männern gegenüber empfand ich eine große Kluft. Niemanden hat interessiert, daß ich so lange in einer Klinik war, wieviel ich mitgemacht habe, was mich mein Ge-*

*wicht gekostet hat. Irgendwie fühlte ich mich unendlich einsam."* Josephine lebt jetzt in der gleichen Stadt wie ihre Schwester. Weitab von den Eltern begannen beide, einander zu helfen. Was das Essen betraf, so hatte Josephine immer wieder Rückfälle, sowohl mit Gewichtsabnahmen wie auch mit Zunahme infolge von Kontrollverlust. Nach dem Abitur zog sie in eine Wohngemeinschaft, später mit ihrem ersten festen Freund zusammen. Sie absolvierte ein Studium, macht derzeit gerade ihr Schlußexamen. *„Essen wird für mich wahrscheinlich immer ein Problem bleiben, doch wenigstens halte ich mein Gewicht bei 55 bis 60 kg kostant. Ich fühle mich zwar zu dick, aber immerhin habe ich einen Freund und jetzt auch einen Beruf und viele gute Bekannte. Das ist für mich schon viel nach den Jahren der Einsamkeit."*

## 9. Vivian

*„Ich hungere mich zu Tode, und du änderst dich nicht, warum mußt du immer stärker sein, du darfst nicht vor mir sterben."* Wie Vivian versucht, durch Symbiose die krebskranke Mutter am Leben zu erhalten.

Vivian begab sich mit 20 Jahren zum wiederholten Mal in stationäre psychosomatische Behandlung. Sie war mondän und flippig gekleidet, hatte schwarzes, lockiges Haar und ein recht kindlich wirkendes Gesicht mit Stupsnase. Vivian gab sich betont selbstsicher, etwas arrogant, „cool". Sie leidet unter einer Bulimie, hatte in den letzten fünf Jahren ausgesprochene Gewichtsschwankungen, wog zwischen 38 und 60 kg. Sie hatte jede Nacht Freßanfälle, bei denen sie riesige Mengen Nahrungsmittel zu sich nahm. Sie erbrach und nahm Abführmittel ein, um nicht zuzunehmen. Morgens war sie so erschöpft, daß sie sich kaum zu einer Tätigkeit aufraffen konnte. Mit 20 Jahren hatte sie die dritte Ausbildung abgebrochen und lebte zu Hause bei der Mutter. Vivian sagte: *„Mein jetziges Eßverhalten ist absolut katastrophal. Entweder ich stopfe mich total voll oder ich esse so gut wie gar nichts – so halte ich mein Gewicht. Bei mir löst fast alles einen Anfall aus, besonders Wut, Langeweile, Müdigkeit, Mangel an Zuwendung. Meine Depression und Isolation nimmt von Tag zu Tag zu. Ich habe keinerlei Interessen und Hobbies mehr. Ich lebe nur noch für das Essen. Ich ekle mich vor meinem Körper und hasse mich nach jedem Rückfall. Ich brauche dringend Hilfe.“*

Vivian wuchs mit zwei älteren Brüdern bei den Eltern auf. Es gab ein kleines Geschäft, in dem alle mitarbeiteten, die Privatwohnung war im gleichen Haus. *„Bei uns gings chaotisch zu, Mutter war immer müde, hatte keine Zeit, Kunden kamen und gingen, alles mußte ordentlich sein und funktionieren.“* Der Vater war viel unterwegs. Vivian bewunderte ihn sehr. Die älteren Brüder bekamen Zuwendung über Leistung, sie selbst dagegen sei als Nesthäkchen verwöhnt worden. Als sie sechs Jahre alt war, verstarb der Vater bei einem Autounfall. *„Ich hab' gar nichts kapiert, als der Anruf bei uns zu Hause kam. Er wollte am nächsten Tag mit mir aufs Volksfest gehen und hatte mir das fest versprochen. An die Beerdigung kann ich mich überhaupt nicht erinnern. Ein bißchen warte ich heute noch, daß er kommt und sein Versprechen einlöst.“* Die Mutter führte das Geschäft alleine weiter, d. h., sie hatte nun noch weniger Zeit. Vivian kam in die Schule. Es fiel ihr nicht leicht zu lernen. Die älteren Brüder begannen bald mit ihren Ausbildungen, hatten die ersten Freundinnen, waren kaum zu Hause. *„Ich habe in diesen Jahren meistens alleine mit meiner Mutter gelebt, ihr so gut wie möglich geholfen, oft auf sie gewartet. Sonntags gingen wir immer zusammen in die Kirche. Dieser Tag gehörte uns ganz allein.“*

Als Vivian 14 Jahre alt war, brach bei der Mutter eine Krebserkrankung aus. Sie mußte ins Krankenhaus, wurde operiert, bekam eine Chemotherapie, fuhr anschließend zur Kur. Eine Tante kam und kümmerte sich um den Haushalt. Vivian sagt: *„Ich hatte solche Angst, sie könnte auch noch sterben. Ich nahm in dieser Zeit 10 kg an Gewicht ab, bemerkte es anfangs jedoch gar nicht. Dann konnte ich nicht mehr damit aufhören, auch nicht, als die Mutter wieder nach Hause kam."* Mit 38 kg kam sie in eine Kinderklinik und wurde dort bis auf 51 kg aufgefüttert. Zu Hause hielt sie ihr Gewicht ein paar Monate, dann ging es wieder bergab. Es folgte ein erneuter stationärer Aufenthalt, bei dem sie bis auf 46 kg zunahm. In der Schule gab es immer mehr Probleme durch ihre vielen Fehlzeiten. Auch konnte sich Vivian zunehmend schlechter konzentrieren. Sie entwickelte Lernstörungen. Die Mittlere Reife bestand sie knapp. Zu dieser Zeit kippte die Eßstörung in eine Bulimie. Vivian hungerte tagsüber und begann spätabends zu essen, was sich dann über viele Stunden hinzog. Sie begann mehrere Lehren, die sie alle wieder abbrach. Von den wenigen Freundinnen zog sie sich immer mehr zurück. *„Ich hatte einfach keine Zeit mehr für andere Leute. Meine Gedanken drehten sich nur noch ums Essen."* Die Mutter war in dieser Zeit verzweifelt. Einerseits sperrte sie Nahrungsmittel weg, schloß nachts die Kinderzimmertür ab, damit Vivian nicht in die Küche kam, andererseits ließ sie sich immer wieder zum Kauf von Abführmitteln überreden, wenn Vivian über Bauchschmerzen klagte. Die Mutter entwickelte ein Tumorrezidiv mit entsprechenden Behandlungsserien. Sie ertrug die Krankheit recht gefaßt und arbeitete weiterhin viel im Geschäft. Vivian stellte zu dieser Zeit alle eigenen Lebensbereiche zurück. Sie war nur noch zu Hause, zunehmend depressiv, nahm erneut an Gewicht ab und entwickelte weitere körperliche Symptome, darunter Haarausfall.

In der Klinik hatte Vivian zunächst starkes Heimweh. Sie telefonierte täglich mit der Mutter, wollte immer wieder abreisen und hatte das Gefühl, es alleine nicht aushalten zu können. Auch hatte sie Probleme, mit anderen jungen Mädchen Kontakt zu bekommen. Sie fühlte sich verloren, zog sich oft zurück und tauchte erst dann auf, *„wenn die Fassade wieder stimmte"*. Allmählich begann sie sich zu öffnen, über ihre Gefühle zu sprechen, mit anderen Betroffenen Kontakt aufzunehmen. Es war für sie wichtig zu spüren, daß sie mit ihren Problemen nicht alleine war, und sie knüpfte schließlich eine enge Freundschaft mit einer Mitpatientin. Mit dieser fand sie auch wieder Spaß an Außenaktivitäten.

In den Therapien bearbeitete sie die Trauer um den Tod des Vaters, die Angst, nun könne auch noch die Mutter sterben. Ihr wurde bewußt, wie schwierig Ablösung für sie ist, *„ich kann nicht so einfach weggehen, ich weiß ja nicht, ob die anderen noch da sind, wenn ich zurückkomme"*. Die Mutter wurde in die Therapie miteinbezogen, es fanden viele gemeinsame Gespräche statt. Für Vivian war wichtig, daß die Mutter sich öffnete und nicht immer die Starke spielte, was bei Vivian vorher nur Mißtrauen ausgelöst hatte. Vivian konnte dadurch auch offener über ihre Probleme reden, über ihre beruflichen Versagensängste und Einsamkeitsgefühle.

In dem Maß, in dem Vivian lernte, sich und ihre Gefühle mitzuteilen, indem sie Kontakt zu anderen aufnahm, konnte sie ihre Eßstörungssymptomatik abbauen. Die Bulimie bekam sie gut in den Griff, sie konnte auch langsam zumindest kleinere Gewichtszunahmen ertragen. Wichtig wurden berufliche Perspektiven. Sie machte verschiedene Praktika, begann schließlich eine neue Ausbildung und bezog aus diesem Grunde eine eigene Wohnung.

Vivian blieb in den nächsten Jahren weiterhin in Therapie. Es kam immer wieder zu Rückfällen, die zuletzt vor der Abschlußprüfung einen erneuten längeren stationären

Aufenthalt notwendig machten. Die schließlich bestandene Prüfung gab ihr viel Auftrieb und Selbstvertrauen. *„Endlich hab' ich mal selber etwas geschafft. Ich kann jetzt für mich selber sorgen, und das macht mich unheimlich stolz."* Heute arbeitet sie, lebt alleine, hat einige Freunde. Bei der Mutter verbringt sie jeweils die Wochenenden.

Als ich Vivian zuletzt traf, meinte sie spitzbübisch lächelnd: *„Als nächstes muß ich mich mal an eine Beziehung heranwagen, denn so langsam, glaube ich, könnte mir das Freude machen."*

## 10. Walter

*„Ich kann einfach nicht mehr".* – Wie Walter mit 42 Jahren aus seinen Verpflichtungen aussteigt.

Walter war 42 Jahre alt, als er zur Therapie kam. Bei einer Körpergröße von 180 cm wog er nur noch 45 kg. Er war nicht nur abgemagert, sondern auch blaß, unruhig und fahrig, wirkte jungenhaft, ängstlich, unselbständig. Walter berichtete: *„Mein Problem ist zur Zeit gar nicht die Eßstörung, es ist meine körperliche Schwäche. Beim Treppensteigen bekomme ich Atemnot und habe das Gefühl, die Beine würden mir versagen. Wenn ich ein paar Meter laufe, wird mir schwindelig. Ich habe das Gefühl, ich schaffe alles nicht mehr. Ich habe Angst vor der Verantwortung, die ich weder für mich selbst noch für andere mehr tragen kann. Es ist ein richtiger Teufelskreis: Ich bin körperlich schwach, alles wird zum Problem, das macht mir Angst, deshalb ziehe ich mich zurück, kapsele mich ab, hungere und bekomme noch mehr Angst. So werde ich körperlich immer schwächer, und der Kreislauf geht weiter."*

Walter war verheiratet, Vater von zwei Kindern, von Beruf Journalist, zusätzlich erfolgreich politisch engagiert, hatte mit seiner Familie ein Haus gebaut. Nun schien alles in die Brüche zu gehen. Er war seit Monaten krankgeschrieben, ging kaum mehr weg, schämte sich vor alten Freunden, und auch die Ehe war dabei, auseinanderzugehen.

Walter war Einzelkind und wurde als Kind hauptsächlich von der Großmutter betreut. Sie schildert er als sehr warme und einfühlsame Frau, sie habe ihn verwöhnt, ihm Märchen erzählt und vorgelesen, immer für ihn Verständnis gehabt. Sie sei eine musische Frau gewesen, aus sehr wohlhabenden Verhältnissen stammend, hatte ihr Vermögen im Krieg verloren und war später in sozialen und finanziellen Dingen eher unselbständig, ängstlich und untüchtig. Walters Mutter war die Haupternährerin der Familie, eine sehr ehrgeizige und fleißige Frau, die beruflich viel Erfolg hatte. Walter schildert sie als *„Mann in der Familie, lebensbejahend, zielgerichtet, intelligent"*. Er habe die Mutter bewundert, allerdings selten gesehen. Zum Vater bestand ein sehr problematisches Verhältnis. Dieser hatte während seiner Kriegszeit eine Hirnverletzung erlitten und war in der Folge aufbrausend, aggressiv und gewalttätig. Walter sagte: *„Mir hat er nie etwas getan, aber ich habe oft gesehen, wie er die Mutter schlug. Wir hatten alle Angst vor ihm, versuchten, ihn nicht zu reizen, ihm aus dem Weg zu gehen. Ich durfte ihm nie widersprechen. Meine Mutter sagte immer, er ist doch krank, versteh' das doch. Wenn du dich wehrst, machst du für uns alle die Situation nur noch schlimmer."*

Walter hatte als Kind wenig Freunde, auch in der Schule. Dafür war er ein ausgezeichneter Schüler. Er wurde oft als Streber gehänselt. Bis zur Pubertät war er pummelig, dann nahm er in kurzer Zeit 15 kg ab, *„um mit den anderen mithalten zu können"*. Er konnte dann zwar wieder normal essen, achtete aber immer auf sein Gewicht. Es blieb die Angst, irgendwann wieder dick zu werden.

Nach dem Abitur studierte er Journalismus und wohnte zunächst weiter zu Hause, weil das Geld nicht für eine eigene Wohnung reichte. Er fand in dieser Zeit eine eigene Freundesclique, unternahm viel, fühlte sich „im Aufbruch". Dann lernte er seine spätere Ehefrau kennen: „Sie war ein eher weiblicher Typ, etwas pummelig, hatte lange Haare, war weicher als meine Mutter, eher ein wenig wie die Großmutter. Sie wohnte auch noch zu Hause, war auch in der Ausbildung. Sie gab mir das Gefühl, gemeinsam könnten wir uns ein eigenes Leben aufbauen." Sie heirateten sechs Monate später, „Hauptgrund war wohl für uns beide, von zu Hause wegzukommen". Die Ehe sei in den ersten Jahren sehr glücklich gewesen, die Freude über die gemeinsame eigene Wohnung, Fortschritte in den Ausbildungen, erstes selbst verdientes Geld, viele gemeinsame Freunde – das sei alles wichtig gewesen. Auch habe er sich von seiner Frau unterstützt und geliebt gefühlt.

Ein Bruch in der Beziehung, der bis heute nicht verheilt sei, sei die „nicht abgesprochene Schwangerschaft" der Ehefrau gewesen. Sie habe einfach die Pille abgesetzt und ihn vor vollendete Tatsachen gestellt; er habe das Kind nicht gewollt, seine Frau habe sich durchgesetzt. Mit seinem Sohn verstehe er sich bis heute nicht, er könne mit Kindern nicht umgehen und erlebe diesen von Anfang an als Störenfried. Auch habe der Sohn im gemeinsamen Ehebett zwischen ihnen geschlafen, so daß es kaum mehr zu sexuellem Kontakt gekommen sei.

Walter berichtet, seine Reaktion auf diese familiäre Veränderung sei es gewesen, Karriere zu machen: Er habe sich beruflich sehr angestrengt und viel Erfolg gehabt, habe sich schließlich auch noch politisch engagiert und sei mindestens an drei bis vier Abenden in der Woche nicht zu Hause gewesen. In diesen Jahren lebten sich seine Frau und er stark auseinander. „Sie war nur noch Mutter, für mich blieb nichts mehr übrig. Wenn ich zu Hause war, hagelte es Vorwürfe, ich konnte es einfach nicht mehr hören."

Walter hatte in diesen Jahren kaum mehr Kontakt zu seinen Eltern und zu der in einem Pflegeheim wohnenden Großmutter. Als diese starb, hatte er keine Zeit, zur Beerdigung zu gehen, *„ich war beruflich viel zu beschäftigt, wollte mich damit auch nicht auseinandersetzen; das hatte zumindest den Vorteil, daß sie für mich bis heute noch lebt"*. Walters Frau wollte ein zweites Kind, dem er zustimmte, um *„die Ehe zu kitten"*. Gleichzeitig wurde die alte Wohnung zu klein und ein Haus gebaut, er verdiente ja gut. Nach der Geburt des zweites Kindes bekam er einen neuen Chef, der aggressiv war, cholerisch und unberechenbar. Er erinnerte ihn sehr an den Vater.

*„Ich konnte einfach nicht mehr. Mir brach der Boden unter den Füßen weg. Ich fühlte mich wie in der Falle. Nirgends kam ich mehr zurecht."* Walter begann, an Gewicht abzunehmen. Er hatte das Gefühl, *„keinen Bissen herunterzubringen"*, fühlte sich ständig vom Bauch her übervoll. Innerhalb eines Jahres entwickelte er die anfangs beschriebene Magersucht. Er zog sich damit aus Verpflichtungen zurück, saß schließlich untätig zu Hause, voller Selbstvorwürfe.

In der Therapie kam Walter zunächst etwas zur Ruhe. In einer Lebenssituation, in der es keine Anforderungen an ihn gab, konnte er langsam wieder beginnen, zu essen, auch kleine Gewichtszunahmen zuzulassen. Die Ehefrau wurde zu Partnergesprächen eingeladen, kam auch des öfteren mit den Kindern. Hier wurde eine immense Verclinchung deutlich, beide machten sich nur noch Vorwürfe. Die Frau wollte sich nicht scheiden lassen, forderte von Walter ein *„Wieder- und diesmal besser Funktionieren"*. Er verweigerte sich weiterhin und nahm nach ihren Besuchen jeweils an Gewicht ab.

Walter setzte sich in der Therapie intensiv mit seiner Geschichte auseinander: Mit dem Vater und seinen Ängsten vor dessen Unberechenbarkeit, mit den mütterlichen Verboten bezüglich Kritik und auch den Leistungsvorgaben von dieser Seite, die er sich lange bemüht hatte zu erfüllen. Er konnte jetzt auch die Trauer um den Verlust der Großmutter zulassen. Er konnte spüren, wie sehr sie ihm fehlte, welch starken Halt sie ihm immer gegeben hatte. Walter verstand allmählich, daß er mit extremer Arbeit allen familiären Verpflichtungen ausgewichen war und sich selbst *„zunehmend ins Aus manövriert hatte"*. Schließlich fand er mit seiner Frau zu einem Kompromiß. Er nahm eine Arbeitsstelle 100 km entfernt vom Wohnort der Frau und der Kinder an, zog sich aus allen politischen Aktivitäten zurück. Beide wollten in Form einer Wochenendehe versuchen, Abstand zwischen sich zuzulassen und sich gleichzeitig noch eine Chance geben. Walter wurde mit 55 kg entlassen, reagierte auf Spannungen und Krisen nach wie vor sehr sensibel – häufig mit Nicht-Essen – fühlte sich jedoch insgesamt gekräftigt und perspektivenreicher. Er wollte am neuen Wohnort eine ambulante Therapie fortsetzen.

## 11. Harald

*„Top dog, under dog"*. Harald, sein großartiger Vater und das Internat.

Harald war 17 Jahre alt, als ich ihn kennenlernte: ein großer, sportlich durchtrainierter, sehr gepflegter junger Mann, witzig, hatte für alles einen flotten Spruch auf Lager. Er präsentierte sich ganz als Sunnyboy, meinte auch von sich selbst, *„ich versuche in jeder Beziehung so perfekt und gesund zu erscheinen wie möglich. Mein Motto: Haste was im Kopf und kannste gut Fußballspielen, dann kann schon gar nichts mehr schiefgehen"*. Harald war seit drei Jahren in einem Internat und hatte dort eine Bulimie entwickelt: Er hatte bis zu 20 Heißhungeranfälle mit anschließendem selbstinduzierten Erbrechen pro Woche, aß vor allem Billignahrungsmittel, z. B. 20 Einfachsemmeln hintereinander, um *„Gefühle zu stopfen"*. Nach anfänglichen erheblichen Eingewöhnungsproblemen habe er im Internat gelernt, *„wie man sich als junger Mann benehmen muß"*. Zunächst als *„Milchbubi"* und schwächster der Gruppe verschrien, lernte er bald, durch Krafttraining, Fußball und Tennis in der Hierarchie unter den Mitschülern aufzusteigen. *„Alkohol, Frauen, viele Erfahrungen, Rauchen, hart und cool sein, das ist es."*

Insgesamt wirkte Harald im Kontakt abweisend, hinter seiner Fassade wenig spürbar.

Harald wuchs mit einem jüngeren Bruder bei den Eltern auf. Der Vater, in gehobener Position sehr erfolgreich tätig, wird von ihm idealistisch geschildert: *„groß, in jeder Sportart zu Hause, ungeheuer ehrgeizig, alle Etiketten im Griff, viele Auslandsreisen, intelligent, einfach perfekt"*. Der einzige Fehler des Vaters sei vielleicht, daß er keine Fehler habe oder auch Probleme, Schwächen zuzugeben. Harald versuchte bereits früh, dem Vater zu beweisen, daß er selbst auch etwas kann. Bei der Rivalität zwischen beiden unterlag er als Sohn aber immer, woraufhin ihm der Vater schulterklopfend vermittelte, *„das wird schon noch"*, Harald sich dagegen gedemütigt und unterlegen fühlte.

Die Mutter war wohl eher ein musischer Typ, Hausfrau, Ästhetin, künstlerisch aktiv, *„sie lebte in ihrer eigenen Welt"*. Die Mutter habe immer sehr auf ihr Gewicht geachtet, häufig tagsüber gefastet, dafür dann abends zwei Tafeln Schokolade gegessen. Der Vater habe keine Gewichtsprobleme, mache sich über die Mutter lustig in dieser Hinsicht.

Harald hatte immer Probleme mit anderen Kindern. Er konnte sich in Gruppen nicht integrieren, mußte aus dem Kindergarten herausgenommen werden, sei auch in der ersten Volksschulklasse diesbezüglich aufgefallen und habe diese wiederholen müssen. *„Danach ist plötzlich mein Ehrgeiz erwacht: Ich habe beschlossen, meinen Eltern in*

101

*Zukunft alles rechtzumachen, bin dann sogar ein guter Schüler geworden und auch geblieben.*" Als der Wechsel ins Gymnasium anstand, beschloß Haralds Vater, den Sohn in das Internat zu geben, das er selbst besucht hatte. Er sagte zu Harald, *„da wirst du wenigstens ein richtiger Mann".* Harald hatte Angst, behielt diese aber für sich. Im Internat fühlte er sich einsam, überfordert, kam mit den anderen Kindern nicht zurecht. Er hatte eine Außenseiterposition inne, wurde wegen seiner Pummeligkeit verspottet. Er war die erste Zeit immer der schwächste, langsamste, dicklichste Junge. Harald begann eisern zu trainieren: Er trieb Sport, wann und wo immer es ging, behielt seine Gefühle für sich, wurde nach außen „cool". Auch begann er, auf das Essen zu achten, die Mahlzeiten möglichst lange hinauszuziehen und so wenig wie möglich zu essen. *„Ich hatte immer einen Riesenhunger, aß aber nur, wenn ich es gar nicht mehr aushielt. Dann hatte ich das Gefühl, ich kann das nicht bei mir behalten, sonst werde ich fett, und dann kam ich auf den Dreh mit dem Erbrechen, das war einfach super. Ich konnte essen soviel ich wollte und nahm nicht mehr zu.* "

Eine ganze Weile funktionierte dieses System. Harald bekam positives Feedback, auch von Lehrern und Eltern. *„Alle waren begeistert ob dieser Entwicklung. "* Problematisch wurde für Harald sein Taschengeld: Dieses reichte in keinster Weise für seine Heißhungeranfälle aus. So begann er, Billignahrungsmittel zu kaufen und zu stehlen. Als er schließlich bei einem Ladendiebstahl erwischt wurde und die Eltern ihn bei der Polizei abholen mußten, kam es *„zum großen Krach".* Harald *„beichtete"* zu Hause die Krankheit, die Eltern reagierten fassungslos. Sie konnten die Situation einfach nicht verstehen. Harald kam daraufhin in die Klinik.

Harald hatte Probleme, ehrlich zu sein; er hatte sich das Lügen so zur Gewohnheit gemacht, daß er es von der Wahrheit häufig gar nicht unterscheiden konnte. So klaute er auch in der Klinik immer wieder Nahrungsmittel und erfand hinterher erstaunliche Geschichten zu seiner Verteidigung. Er hatte Probleme, eigene Gefühle wahrzunehmen, hatte kaum Vertrauen, seine Sorgen oder Probleme mitzuteilen. Auch war es für ihn sehr schwierig, sich von seiner perfektionistischen Fassade zu verabschieden und Schwächen zu zeigen.

Wegen der Teilnahme an regelmäßigen Mahlzeiten reduzierten sich durch Hunger ausgelöste Freßattacken. Harald profitierte vom Anti-Diät-Konzept: Als er feststellte, daß er, wenn er bedürfnisgerecht aß, nicht zunahm, war er auf der Symptomebene zu Veränderungen bereit.

Es fanden Familiengespräche statt, bei denen Haralds alte Muster relativiert werden konnten. So zeigte der Vater eigene Schwächen. Er erzählte seinem Sohn, daß er sich immer seines eigenen Vaters geschämt habe, der schwer suchtkrank gewesen war und aus diesem Grund sozial gestrandet. Aus Angst, bei sich selbst oder bei seinem Sohn ein solches Problem wiederzuerleben, hatte er wohl Harald in der Erziehung stark dominiert bzw. immer versucht, *„ihn in richtige Bahnen zu lenken"*. Beide konnten über die gemeinsame Traurigkeit eine neue Nähe erleben. Auch zur Mutter bekam Harald allmählich eine bessere Beziehung. Er verstand ihre Einsamkeit, mit der sie sich den perfektionistischen Ansprüchen des Vaters entzogen hatte. Harald entschloß sich, aus dem Internat wieder zurück nach Hause zu gehen. Die Familie suchte neue Möglichkeiten der Kommunikation und wollte eine Familientherapie fortsetzen. Harald erhielt eine feste Summe Taschengeld und mußte Selbstverantwortung lernen.

Unter dieser Entwicklung ging die Eßstörungssymptomatik bei Harald gänzlich zurück.

# 12. Peter

Der begabte Sohn, seine Außenseiterposition, Bewälti-
gungsversuche und die Krankheit.

Peter besuchte die 11. Klasse auf einem Gymnasium, war
17 Jahre alt, wog 40 kg bei einer Körpergröße von 177 cm.
Peter sah aus wie 14, hoch aufgeschossen, abgemagert, ein
schmales, kindliches Gesicht. Er verhielt sich angepaßt,
ganz „braver Junge". Gleichzeitig wirkte er etwas ge-
spreizt, altklug, sprach betont hochdeutsch, hielt lehr-
buchreife Vorträge über seine Magersucht. Er hatte das Gefühl, anders zu sein als alle anderen, wie von einer
undurchsichtigen Mauer umgeben, neben sich zu stehen,
kaum Kontakt zu Mitmenschen aufnehmen zu können.
Ganz unvermittelt hatte Peter immer wieder Einbrüche in
kindliche Verhaltensweisen, in deren Verlauf er plötzlich
heftig zu weinen anfing, große Angst hatte, am liebsten zu
seiner Mutter wollte, nicht zurechtkam.
Peter wuchs mit zwei jüngeren Schwestern bei seinen
Eltern auf. Die Mutter, von Beruf Lehrerin, pausierte in
seiner Kindheit und war zu Hause. Zu ihr bestand eine
sehr enge Beziehung: Peter schildert sie als klein, mollig,
hilfsbereit, immer für andere da, sich selbst zurückset-
zend. Er ist sehr stolz darauf, ihre Vertrauensperson zu
sein. Der Vater, Beamter, sei sehr auf Ordnung und Leistung bedacht und sorge sich um die finanziellen Sicher-
heiten. Er könne sich selbst wenig gönnen, sei ganz für die
Familie da. Er habe sich gefühlsmäßig eher zu den jüngeren Schwestern Peters hin orientiert.
Peters frühe Kindheit erlebte er im engen Familienver-
bund. Auffälligkeiten habe es in Form von Bettnässen
und Nägelbeißen bei der Geburt der nächstjüngeren
Schwester gegeben. Er sei in dieser Zeit häufig bei der
Großmutter gewesen, die sich liebevoll um ihn gekümmert
und viel mit ihm unternommen habe. Daraufhin seien die

Störungen „*einfach verschwunden*". Diese Großmutter sei für ihn auch später in den Ferien immer eine wichtige Bezugsperson gewesen.

Peter war ein dickes Kind. Im Kindergarten traten die ersten Probleme auf: Sein Spitzname war „*Fetti*", er wurde gehänselt, war unsportlich, hatte keine Idee, wie er mit anderen Kindern in Kontakt treten könnte. Er war und blieb Außenseiter. Dementsprechend hatte er täglich massive Ängste, außer Haus zu gehen. In der Schule setzten sich diese Schwierigkeiten fort. Peter erzielte allerdings gute Leistungen und „*startete diesbezüglich durch*". Er war Einserschüler, früh in naturwissenschaftlichen Fördergruppen aktiv, gewann etwas später auch einen Jugendpreis. In der Schule war er als Streber verschrien.

Als er elf Jahre alt war, starb die geliebte Großmutter. Er hatte gerade aufs Gymnasium gewechselt, und die Mutter begann wieder Vollzeit zu arbeiten. Peter fühlte sich in dieser Zeit alleingelassen und setzte auf die Schule. Mit 13 Jahren nahm er an einer Klassenfahrt teil. Er hatte sich in eine Mitschülerin verliebt, bei der er offensichtlich keine Chancen hatte. Die Woche fern von zu Hause war für ihn furchtbar: „*Ich kam fast um vor Sehnsucht und erzählte dies einem Mitschüler, der mich dann auch noch als Mamabubi auslachte. Ich kam mit nichts und niemandem zurecht. Und dann war ich auch noch zu dick. In dieser Woche beschloß ich, endlich mal schlank zu werden. Ich begann, das Essen einzuschränken.*" Peter hatte mit zunehmender Gewichtsabnahme das Gefühl, neben sich zu stehen und mit sich selbst zu sprechen. Er war innerlich beständig im Dialog mit sich selbst und erlebte sich damit unabhängiger.

Zu Hause fastete er weiter und nahm rasch ab. Er begann Sport zu treiben und plagte sich bis zur Erschöpfung. In der Schule erbrachte er weiterhin Bestleistungen. Peter meint: „*Zu Hause legte ich mir als Standardkostüm die Plastikmaske Clown zu: Ich lachte immer. Wenn ich traurig*

*war, begann ich einfach zu spielen. Meine Familie war be-*
*geistert. Sie hofften, ich hätte es nun endlich geschafft. "*

Peter konnte die Gewichtsabnahme nicht mehr stoppen. Die Eltern reagierten mit Angst. Sie versuchten ihn zum Essen zu zwingen, brachten ihn zu verschiedenen Ärzten. *„Die Beziehung zu meiner Mutter wurde durch die Krank-heit ge- und zer-stört".* Mit 38 kg bekam Peter massive körperliche Probleme. Er entwickelte einen Pericarderguß, Oedeme an den Beinen sowie trophische Hautstörungen, die im Bereich des rechten Fußes massiv fortschritten. Schließlich mußte er für längere Zeit stationär aufgenommen werden in einer internistischen Klinik. *„Als mir die Ärzte sagten, wenn das mit dem Fuß so weiterginge, müsse man ihn abnehmen, bin ich aufgewacht. Plötzlich habe ich gemerkt, daß mit mir etwas nicht stimmt. Ich wollte raus aus dem Hungerkreislauf und merkte, daß ich das nicht mehr selber schaffe. "*

Peter bewältigte seine körperliche Krise und entschloß sich anschließend zu einer psychotherapeutischen Behandlung.

Peters Wunsch nach Anerkennung bei Gleichaltrigen war immens. Er hatte in dieser Hinsicht jedoch in der Klinik ähnliche Schwierigkeiten wie in der Schule. Seine alt-kluge und besserwisserische Art schaffte immer wieder Abstand. Für ihn waren Gruppentherapien wichtig, wo ihm solche Zusammenhänge von anderen in einem wohl-wollenden Rahmen gespiegelt wurden, so daß er sie auch annehmen konnte. Gleichzeitig hatten die anderen in diesem Kontext die Chance, Peter von seinen weichen Seiten kennenzulernen und besser zu verstehen. Mit diesem Kontakten blühte Peter förmlich auf: Er genoß gemeinsame Aktivitäten, konnte besser essen und langsam wieder zunehmen. Bei Überschreiten der 45-kg-Grenze war „die Person neben ihm, die immer mit ihm gesprochen hatte, plötzlich weg". Peter konnte besser Gefühle zeigen, durch-lebte eine pubertär anmutende, flippige Phase, in der er

anderen Streiche spielte und lustbetont Grenzen auspro-
bierte. Schwierig war es für ihn immer, mit Gefühlen wie
Wut und Enttäuschung zurechtzukommen. Seine erste Reaktion darauf war häufig Rückzug. Bei Familiengesprächen äußerten alle Familienmitglieder Wünsche nach
mehr Freiheit, klarerer Kommunikation und auch Grenzen. Die gemeinsame Sorge und Verantwortlichkeit für Peter hatte die Eltern deutlich unter Druck gebracht. Peter
wollte mehr Distanz, hospitierte schließlich an einer
Ganztagsschule, die ihm gut gefiel und auf die er wechselte. Peter wog schließlich 55 kg. Er war immer noch sehr
mager, vom Gefühl her aber lebendiger und mehr in Kontakt. Er war sich der Gefahren bei Entlassung sehr bewußt
und wollte die Therapie ambulant fortsetzen. Er hatte
Ängste, seine in der Klinik gefundene „Peergroup" zu verlieren und an der neuen Schule wieder alleine anzutreten.

Aus gelegentlichen Karten und Briefen konnte ich später
entnehmen, daß Peters Weg weiterhin recht steinig verlief,
er sich jedoch weiterhin seinen Problemen stellte und ganz
langsam und allmählich Fortschritte machte. Sein Abitur
war glänzend, er studierte Physik und träumte bei unserem letzten Kontakt von einer studentischen Wohngemeinschaft.

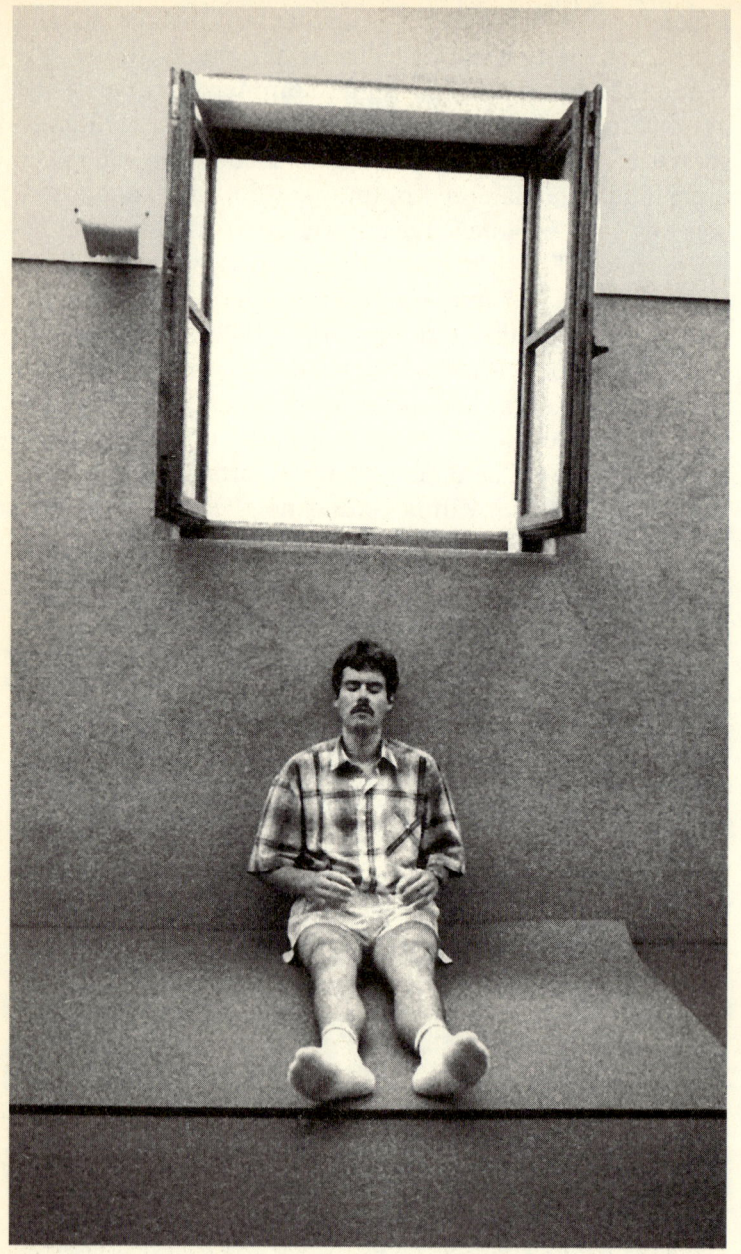

# IV

# Ich leide unter meinem gestörten Eßverhalten – wohin kann ich mich wenden?

*(Carl Leibl und Gislind Leibl)*

## 1. Ambulante Therapie

Das Symptom der Eßstörung wird zunächst von den Betroffenen als entlastend erlebt und die Gewichtsabnahme als Erfolg gefeiert. Leidensdruck entsteht eher aufgrund der körperlichen Folgen wie z.B. trockene Haut, dünne Haare, Gefühl körperlicher Erschöpfung, mangelnde Leistungsfähigkeit, Konzentrationsstörungen oder auch Ausfall der Periode. Wegen dieser körperlichen Folgeerkrankungen kann sich die/der Betroffene zunächst an den Hausarzt wenden. Hier werden eine körperliche Untersuchung und eine Blutabnahme mit Kontrolle der Laborwerte durchgeführt sowie eventuell weiterführende internistische, neurologische oder gynäkologische Untersuchungen empfohlen. Dennoch fühlen sich Betroffene häufig alleingelassen, auch von Ärzten. Wichtig ist es, die Problematik offen anzusprechen, um sich schließlich auch selbst ein Bild über körperliche Folgen und entsprechende Probleme machen zu können.

Neben der körperlichen Aufklärung ist es für die Betroffene wichtig, ein Beratungsgespräch mit einer/einem entsprechenden Fachfrau/-mann zu führen. Das kann bei einer Selbsthilfeorganisation vereinbart werden oder auch bei einem entsprechend ambulant tätigen ärztlichen oder psychologischen Psychotherapeuten/in. Ein solches Vorgespräch kann bei Selbsthilfeorganisationen unentgeltlich vereinbart werden. Bei ärztlichen Therapeuten reichen Überweisungsschein oder die Versicherungskarte der

Krankenkasse. In diesem Erstgepräch kann die/der Betroffene sich zunächst einmal aussprechen und die oft lang gewahrte Heimlichkeit durchbrechen. Fachfrau/-mann werden Hilfen geben zur Frage der Diagnose, überhaupt zur Bestandsaufnahme. Auch können Therapiemöglichkeiten besprochen werden. In leichteren Fällen mag z. B. der Besuch einer Selbsthilfegruppe ausreichen oder eine ambulante Therapie. In schwerwiegenden Fällen wird vielleicht ein integratives Behandlungskonzept vorgeschlagen werden, wie z. B. die Anmeldung in einer entsprechend spezialisierten Klinik und parallel eine ambulante Therapie zur Krisenintervention bis zur Aufnahme in die Klinik und weiterführend nach Entlassung.

Eine ambulante therapeutische Behandlung besteht aus mehreren Teilen, die in der Regel parallel verlaufen:

Zunächst kann die/der Betroffene mit der/m Therapeutin/en den Gewichtsverlauf über die letzte Zeit analysieren, Veränderungen des Eßverhaltens besprechen. So können beide z. B. eine Langzeitgewichtskurve aufstellen, aus der der Zusammenhang von Gewichtszu- und abnahmen mit entsprechenden Lebensereignissen ersichtlich wird. Ein Beispiel hierfür findet sich in folgender Abbildung. Manchmal können hieraus erste Hinweise für Auslösesituationen gefunden werden.

Ein nächster Schritt betrifft das Eßverhalten. Hier ist es oft sinnvoll, daß die/der Betroffene für einen gewissen Zeitraum ein Eßprotokoll führt, das sie/er dann zusammen mit der/dem Therapeutin/en besprechen kann (Beispiele hierfür finden sich im Therapieteil).

Diese Eßprotokolle dienen der eigenen Verhaltensanalyse zu Beginn einer Behandlung, und im weiteren Verlauf können sie je nach Bedarf eingesetzt werden. Die/der Betroffene lernt selbst, diese Protokolle auszuwerten, Zusammenhänge zwischen äußeren Situationen und dem eigenen Eßverhalten zu registrieren, kann langsam Verän-

## Langzeitgewichtskurve von Ursula

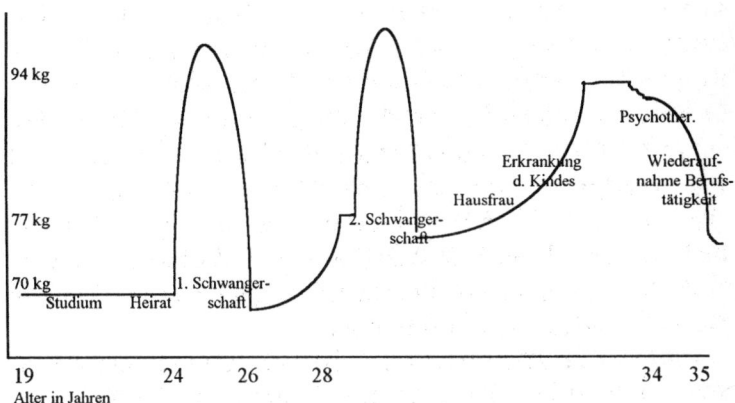

Gewicht bei 180 cm Körpergröße

derungen ausprobieren und deren Folgen beobachten. Ich habe häufig erlebt, daß Betroffene auch lange Zeit nach Abschluß einer Eßstörungsbehandlung wieder für kurze Zeit zu Eßprotokollen zurückgekehrt sind, wenn sie das Gefühl hatten, alles gleitet ihnen aus der Hand.

Auf Symptomebene hat sich die Arbeit mit dem Anti-Diät-Modell bewährt. Dieses kann in Einzel- oder Gruppentherapie vermittelt werden, z. B. in Form eines Anti-Diät-Kurses. Auch einige Volkshochschulen bieten derartige Kurse an, gelegentlich auch Krankenkassen. Ziel des Anti-Diät-Modells soll sein, mögliche Ursachen und Folgen des eigenen problematischen Eßverhaltens zu erkennen. Auch soll die/der Betroffene lernen, kritische Situationen, Gedanken und Gefühle besser wahrzunehmen, um neue Verhaltensweisen für den Umgang mit Essen einzuüben.

Die Beschäftigung mit der Symptomebene ist natürlich nur ein kleiner Teil der ambulanten Psychotherapie. Ein weiterer ist das „gemeinsame Finden der persönlichen Geschichte", d. h. das Verstehen der Problematik, die zur Eß-

111

störung geführt hat. Es gibt in der Regel viele Probleme im persönlichen Beziehungsumfeld, sozial, schulisch, beruflich, mit Bezugspersonen etc., die entsprechend in der Therapie bearbeitet werden können. Häufig sind weitere Probleme die Unfähigkeit, sich zu entspannen, Körperschemastörungen, Selbstunsicherheit, soziale Ängste. All diese Bereiche sollen je nach Ausprägungsgrad in der Therapie Platz haben, so auch Entspannungstraining, Körperwahrnehmungstraining, Selbstsicherheitstraining. Nützlich ist in regelmäßigen Abständen Körpervideoarbeit, wobei die/der Betroffene Veränderungen bei sich wahrnehmen kann und lernt, ihren/seinen Körper allmählich besser zu akzeptieren. Auch mag es in bestimmten Therapiephasen sinnvoll sein, Partner oder die Familie miteinzubeziehen in Form von gemeinsamen Gesprächen.

Vorteil der ambulanten Therapie ist es, daß die/der Betroffene in ihrem/seinem persönlichen Umfeld bleiben und Veränderungsarbeit realitätsnah ausprobieren kann. Ein Nachteil ist, daß ein bis zwei Therapiestunden wöchentlich oft wenig sind und nicht immer ein entsprechend spezialisierter Therapeut sich in Wohnortnähe befindet und dann auch noch einen Therapieplatz frei hat. Ambulante und stationäre Behandlungskonzepte sind inhaltlich ähnlich, wobei die stationären komprimierter sind. Der Abstand vom häuslichen Milieu hat sicher Vor- und Nachteile, und in schweren Fällen wird eine Kombination notwendig sein.

Besonders wichtig für eine ambulante Therapie sind klare Gewichtsvereinbarungen, die auch eingehalten werden. So sollte ein unterstes Gewicht vereinbart werden, das während der Therapie gehalten wird, außerdem sollten entsprechende Zu- oder Abnahmevereinbarungen getroffen werden mit jeweils längeren Haltephasen, so daß die Angst vor Kontrollverlust gemindert wird. Ein guter Therapieverlauf wird sich immer auch auf der Gewichtsebene spiegeln bzw. auf der Symptomebene.

Am wichtigsten ist natürlich das Vertrauen zwischen dem/der Betroffenen und dem jeweiligen Therapeuten: Bei einer guten Beziehung, die von Vertrauen und gegenseitigem Wohlwollen und Wertschätzung geprägt ist, wird es möglich, sich Hand in Hand auf den Weg zu machen und allmählich gemeinsam Schritte aus der Krankheit zu finden. Gehen muß der/die Betroffene selbst, aber, wie bereits in den vorhergehenden Kapiteln beschrieben, der Weg ist oft einfacher mit einem/r erfahrenen Begleiter/in.

## 2. Stationäre Therapiemöglichkeiten von Eßstörungen

### Allgemeine Richtlinien

Obgleich sich Eßstörungsbetroffene schon vom äußeren Erscheinungsbild, aber natürlich auch in ihrer spezifischen psychischen Problematik extrem unterscheiden können, gibt es unserer Ansicht nach mehr Gemeinsames als Trennendes. Wir gehen davon aus, daß es sich bei den einzelnen Eßstörungen nicht um eine klar abgegrenzte, homogene Krankheitsgruppe handelt, sondern daß eine Vielzahl unterschiedlicher Ursachen, Bedingungen, Auslösefaktoren und aufrechterhaltender Faktoren zusammenkommen müssen, um die Entstehung und das Fortbestehen der Krankheit zu bewirken. Es erscheint daher einsichtig, daß Eßstörungsbetroffene, ob es sich nun um Magersüchtige, Bulimiker oder Fettsüchtige handelt, gemeinsam behandelt werden können. Selbstverständlich sollten aber je nach Symptomatik spezifische Therapieelemente sich schwerpunktmäßig auf das eine oder andere Krankheitsbild beziehen.

Eine Reduktion der Symptomatik, sei es nun die Verhinderung einer weiteren Gewichtsabnahme bei Magersucht, eine Reduzierung der Heißhungeranfälle bei Bulimie oder die Einschränkung von Kalorien bei der Fettsucht, kann nicht vorrangiges Therapieziel sein. Therapien, die in erster Linie auf Symptomabstinenz ausgerichtet sind, haben nicht den gewünschten Erfolg. Eßstörungsbetroffene sind in sozialen Interaktionen oft überangepaßt, sie verhalten sich passiv und bemüht, die Erwartungen anderer zu erfüllen – ausgenommen davon ist die Eßstörungssymptomatik, die häufig die einzige „unglaubliche Unvernünftigkeit und Frechheit" der Betroffenen darstellt. Das noch jugendliche Alter, die passive Grundhaltung und der Wunsch, die Symptomatik auf schnellstem Weg zu beseitigen, könnten den Therapeuten dazu verleiten, übermäßige Kontrolle auszuüben. Vorrangig muß aber gerade hier sein, die Eigenverantwortlichkeit zu fördern und äußere Kontrolle auf ein nötiges Maß zu reduzieren. Dennoch sollten wir beispielsweise bei einer jungen Frau mit lebensbedrohlichem Gewicht, die sich weiterhin verweigert, Nahrung auf dem natürlichen Weg zu sich zu nehmen, nicht einfach an ihre Selbstverantwortlichkeit appellieren und letztlich ihren Tod billigend in Kauf nehmen. Therapie hat mit deutlichen Grenzen zu tun, und in bedrohlichen Zuständen besteht ärztlicher Handlungsbedarf, unter Umständen auch gegen den Willen der Betroffenen. Hier heißt es aber, sensibel zu bleiben und nicht zu vergessen, daß meist doch eine gewisse Einsicht für die aktuelle Sackgasse besteht. Für den Behandler ist wichtig, die gesunden Anteile beim Betroffenen anzusprechen, die ihm möglicherweise doch noch helfen, aktiv mit therapeutischer Hilfe aus diesem Irrweg herauszukommen. Hier wird wieder deutlich, daß die nur auf das Symptom ausgerichtete Therapie von den Betroffenen als Bedrohung aufgefaßt werden muß. Sie kann keine Vertrauensgrundlage für eine echte Verhaltensänderung bieten.

Ein sinnvoller Therapieansatz wird in der Regel recht individuell gestaltet und kombiniert unterschiedliche Behandlungselemente miteinander. Nachdem im Vorfeld eine konsequente medizinische Diagnostik mit entsprechender Aufklärung über die erhobenen Befunde, Risikofaktoren etc. stattgefunden hat, steht das Defizit in Wahrnehmung und Ausdruck von Gefühlen im Vordergrund. Essen bzw. Nicht-Essen sollte nicht weiter die Funktion haben, Spannungszustände zu verringern. In der Therapie zu bedenken sind auch das meist sehr geringe Selbstwertgefühl und die Neigung zu selbsterniedrigenden Gedanken. Lange Zeit ist man auch davon ausgegangen, daß Ernährungsberatung und Beobachtung des Eßverhaltens eine Fixierung auf die Problematik darstellt und in der Therapie deshalb ausgeklammert werden sollte. Dies auch, weil man der irrigen Meinung war, Eßgestörte würden, da sie sich sowieso ständig mit diesem Bereich befassen, Experten in bezug auf Ernährung und Essen sein. Nachdem man nun erkannt hat, daß ein Großteil der Betroffenen im wesentlichen zwischen erlaubten, d. h. kalorienarmen Nahrungsmitteln, und unerlaubten, die nicht selten kalorienreich, dafür aber nährstoffhaltig und für die körperliche Gesundheit wichtig sind, unterscheidet, ist dieser Bereich in der Therapie ein wichtiger Aspekt. Im Rahmen des Anti-Diät-Modells, auf das später näher eingegangen wird, kann den Betroffenen vermittelt werden, daß Diät und Fastenkuren zur Krankheitsentstehung mit beigetragen haben und daß die Befolgung einseitiger Diätregeln schädlich ist und – wie viele Betroffene berichten – die Diäten erst zum Einstieg in die entsprechende Krankheit geführt haben. Konkret müssen die Betroffenen also lernen, daß nicht das Essen bei Hunger, sondern das Essen zur Befriedigung anderer Bedürfnisse dick macht.

Das Ausmaß und die Intensität einer Behandlung sollte in einem sinnvollen Verhältnis zur Situation der Betroffenen stehen, und es muß im Vorfeld abgeklärt werden, welche Therapiemaßnahmen ausreichend und erfolgversprechend sind. Dies hört sich für manche Betroffene und Angehörige frustrierend an, weil sie in ihrem Umfeld schon alles versucht haben, um entsprechende „Expertenangebote" zu finden. Gerade deshalb werden Voraussetzungen für sinnvolle therapeutische Hilfen überdacht werden müssen. In der Klinik Roseneck z. B. besteht das Krankheitsverhalten in der Regel bereits sechs bis acht Jahre vor Aufnahme (außer natürlich bei den sehr jungen Patienten), und damit kann schnelle und unkomplizierte Hilfe häufig nicht möglich sein. Dann muß nach dem Einstieg in eine konsequente Lebensänderung und dem Ausstieg aus der Krankheit gesucht werden.

### Voraussetzungen für stationäre Therapie

Was könnten nun Voraussetzungen sein, daß eine stationäre Behandlung angezeigt ist? Nicht selten haben bereits ambulante Therapien stattgefunden, die aber keinen ausreichenden Erfolg zeigten. Es kann natürlich auch sein, daß es aufgrund der doch sehr unterschiedlichen ambulanten psychotherapeutischen Versorgung überhaupt nicht möglich war, im Umfeld der Betroffenen einen ambulanten Therapieplatz zu finden.

Wichtig ist auch die Schwere des Krankheitsbildes, die aufgrund der körperlichen und psychischen Symptomatik oder jeweils einer von beiden keine ambulante Behandlung mehr als ausreichend erscheinen läßt.

Ein weiteres Merkmal könnte sein, daß zusätzliche Symptome wie Abhängigkeit von Alkohol oder anderen Substanzen, Gemütserkrankungen, Selbstverletzungstendenzen etc. vorliegen, die eine intensive stationäre Behandlung auf jeden Fall angezeigt erscheinen lassen.

### Phasen im therapeutischen Prozeß

In Vorträgen oder in schriftlichen Abhandlungen, wie auch hier in diesem Buch, ist es einfach, das Therapiegeschehen logisch, sinnvoll und überschaubar darzustellen. Phasen und Stufenpläne der Therapie mit in etwa festgelegter zeitlicher Abfolge bringen zum einen eine festgelegte Ordnung, wirken andererseits jedoch zu schematisiert und klammern individuelle Schwerpunkte der Problematik aus. Tatsächlich wird sich ein intensiver stationärer therapeutischer Prozeß immer auf die Besonderheiten der Person und auf die aktuelle Problematik beziehen müssen.

Um das therapeutische Vorgehen für die Betroffenen mit seinen wesentlichen Elementen darzustellen und durchsichtig erscheinen zu lassen, werden wir nun versuchen, den therapeutischen Prozeß in verschiedene Phasen zu gliedern.

Die *Phase I* dient der Entwicklung einer therapeutischen Beziehung, die durch Klarheit, Verständnis und Vertrauen gekennzeichnet sein sollte. Nur wenn es gelingt, eine Atmosphäre zu schaffen, in der aktive Veränderung für die Betroffenen möglich ist, in der sie sich ernstgenommen fühlen in ihren seelischen wie körperlichen Problemen, nur dann kann es auch gelingen, aktiv einen Veränderungswillen und eine wirkliche Veränderung zu erreichen. Dies ist der Einstieg in die Therapie und spielt für den weiteren Behandlungsverlauf eine zentrale Rolle. Es muß also eine Basis geschaffen werden, in der die Betroffenen Vertrauen fassen und in der sie sich wirklich öffnen können. Dazu dient zum einen die Informationsvermittlung über die Erkrankung, ihre psychischen und körperlichen Folgen und die genaue Darlegung der Behandlungsmöglichkeiten. Dies kann im therapeutischen Gespräch stattfinden oder in Gruppendiskussionen mit Betroffenen, die, wenn sie merken, daß sie mit Gleichgesinnten zusammen sind, sehr klar und deutlich formulieren können, was sie sich von einer Einrichtung erwarten und welche Erfahrungen sie bisher gemacht haben. Aber auch Gesundheitsvorträge, Bücher und Videofilme sind geeignet, in denen sich Betroffene informieren und Vertrauen fassen können, sehen, daß es Experten gibt, die über ihre Krankheit Bescheid wissen. Die medizinisch-internistisch-neurologisch-psychiatrische Untersuchung sollte in einem Rahmen erfolgen, in dem der Patient spürt, daß es nicht darum geht, ihn mit erhobenem Zeigefinger darauf hinzuweisen, daß er nicht mehr so weitermachen kann, sondern daß ehrlich und gemeinsam eine Bestandsaufnahme der bisherigen körperlichen und psychischen Folgen der Eßstörung dokumentiert und diskutiert werden. Früher wurden wohl auch aufgrund der Beziehung der Psychiatrie zur Neurologie häufig Hirnuntersuchungen mit Computertomographie, Elektroencephalographie, d. h. Messung der Gehirnströme usw. gemacht, und dies scheint vielleicht manchmal heute noch indiziert. Wir meinen aber, daß es viel wichtiger ist, auf ganz konkrete Folgeerscheinungen einzugehen wie z. B. die Knochenbruchkrankheit. Die Knochendichtemessung kann den Betroffenen eine relativ klare Aussage darüber geben, wie weit die körperlichen Folgen bereits fortgeschritten sind. Für manche Betroffene ist es ein deutliches Zeichen, sich intensiv mit ihrer Krankheit auseinanderzusetzen, wenn sie erfahren, daß ihr Knochenalter bereits Jahrzehnte über ihrem tatsächlichen Alter liegt und eine deutliche Gefahr von plötzlichen Knochenbrüchen bei Belastung besteht. Aber auch andere Organfunktionen wie die von Leber, Niere, Herz, Kreislaufsystem, Hormonregulation etc. werden untersucht und objektiv rückgemeldet. Zum anderen wird in der ersten Phase der Therapie versucht, die Selbstberichtsdaten und Verhaltensbeobachtungen der Betroffenen zu erfassen und sie als Grundlage für die Suche nach Auslösern, aber auch für die Funktion der Erkrankung miteinzubeziehen. Dies geschieht konkret mit der Erstellung von Eßprotokollen, anhand derer funktionale Zusammenhänge und schrittweise Veränderungen erarbeitet und beobachtet werden können. Immer wieder ist im Auge zu behalten, daß das gestörte Eßverhalten eine Schutzfunktion darstellt und nur in dem Maß abgebaut werden kann, in dem neue Einstellungen und Verhaltensweisen erworben werden. Ein solches Zugeständnismodell wirkt auf die meisten vertrauensfördernd und auch angstmindernd. Es wird von vornherein berücksichtigt, daß eine rein symptomatische Behandlung, d. h. eine von außen gesteuerte Veränderung des Eßverhaltens nicht ausreicht, daß aber andererseits ohne eine Beobachtung des Eßverhaltens keine Änderung des eingefahrenen Fehlverhaltens zu erreichen sein wird. Bildlich gesehen heißt dies, daß das Eßverhalten, sei es nun auf der Gewichtsebene oder in der Beobachtung des Eßprotokolls, sozusagen das Barometer darstellt, woran Betroffene/r und Therapeut/in erkennen können, ob die gesamtheitliche Änderung in die richtige Richtung geht. Eine positive Veränderung auf der Gewichtsskala, d. h. Zunahme bei Magersüchtigen, Reduzierung der gegensteuernden Maßnahmen bei Bulimikern oder Gewichtsabnahme bei Fettsüchtigen würde somit ein Hoch des Barometers anzeigen. Wenn man bei diesem Beispiel bleibt, ist es natürlich auch verständlich, daß in schwierigen Therapiephasen, wenn die Spannungszustände zunehmen, es durchaus zu Schwankungen und Veränderungen nach oben und unten kommen kann, vorausgesetzt, daß die Grundtendenz stimmt.

In der *Phase II* der Therapie stehen dann die Wahrnehmung konkreter, im aktuellen Geschehen des Alltags auftretender Faktoren für den positiven und negativen Umgang mit Essen und Gewicht im Vordergrund sowie das Einüben von Veränderungsstrategien. Dazu bedarf es einer genauen Analyse der Auslösesituationen sowie der Erarbeitung therapeutischer Hilfen, die dann als erlerntes Werkzeug mit nach Hause genommen werden sollen. Dabei ist die Selbstbeobachtung zentral, die objektiv und ehrlich mit Protokollen festgehalten werden kann. Z. B. ist es ein großer Unterschied, ob Art und Menge der Nahrungsaufnahme, das Gewicht selbst, die damit verbundenen Gefühle sowie die begleitend stattfindenden sportlichen Aktivitäten konsequent in einem Protokoll festgehalten werden oder ob sie einfach nachträglich aus dem Gefühl heraus beurteilt werden. Nicht selten wird den Betroffenen hier zum ersten Mal richtig klar, wie sehr sie sich bisher in die eigene Tasche gelogen haben. Dies ist eine sehr sinnvolle Ergänzung zur objektiven medizinischen Aufklärung und betrifft natürlich vor allem Patienten, die sowohl bei extremem Unter- aber auch Übergewicht sich ihre Gewichtsentwicklung „gar nicht erklären können, da sie so gute oder im anderen Fall so extrem schlechte Futterverwerter seien". Dabei ist es wichtig, die individuelle Lebensgeschichte, die Beobachtung der Situation aus dem Hier und Jetzt und die Gefühlsebene miteinzubeziehen. Gerade in dieser Phase der Therapie spielen die Gefühlsebene, das Nicht-umgehen-Können mit plötzlich auftretenden immensen Gefühlsschwankungen und das Zweifeln daran, ob es denn richtig sei, das bisherige Verhalten aufzugeben, eine große Rolle. Um eine gewisse innere Sicherheit zu erlangen, ist es wichtig, immer wieder an der Wahrnehmung innerer und äußerer Reize sowie gut und schlecht empfundener Gefühle zu arbeiten. Aber auch die positive Einstellung zum eigenen Körper darf nicht außer acht gelassen werden. Das Erstellen von konkreten Zeit- und Aktivitätsplänen sind weitere Therapieinhalte in dieser Phase. Nicht die selbstkritische Haltung, das perfektionistische Denken, die teils unrealistischen Vorstellungen in bezug auf Änderung und Erfolg stehen im Vordergrund, sondern es sollte an ganz kleinen Schritten gearbeitet werden, die verständlich und konkret sind, und es ist wichtig, sich gemeinsam klar zu werden, daß ein Rückfall keine Katastrophe ist und alles nochmal von neuem begonnen werden muß.

In *Phase III* der Therapie geht es in erster Linie darum, den erzielten Fortschritt aufrechtzuerhalten. Hier soll die konkrete soziale Situation möglichst hautnah einbezogen werden und möglichst wirklichkeitsnah auf die Entlassung vorbereitet werden. Die anstehende Trennung von der therapeutischen Einrichtung, das Sichweggestoßen- und Alleingelassen-Fühlen spielen eine bedeutende Rolle. In dieser Phase sollte – soweit möglich – das konkrete Umfeld ehrlich miteinbezogen werden. Dies geschieht in der Regel in Form von Familien- und Partnergesprächen. Es sollten auch Anstöße gegeben werden, sich selbst um Selbsthilfegruppen zu bemühen und zu sehen, daß Hilfe konkret möglich ist. Die letzte Phase dient somit dazu, möglichst wirklichkeitsnah Verhaltensweisen immer wieder auszuprobieren, die im realen Umfeld den Einstieg in die Eßstörungsproblematik durch konkrete Verhaltensweisen verhindern. Hier kann es sehr sinnvoll sein, Krisenpläne zu erarbeiten und sich Bezugspersonen auszuwählen, mit denen man dann konkret Kontakt aufnimmt. Der Rückfall ist kein Desaster und muß kein Wiedereinstieg in die Krankheit sein. In ihm wird vielmehr die Schutzfunktion des Symptoms wiederaufgenommen. Da inzwischen durch die Therapie solch ein Rückfall auch unter anderen Aspekten gesehen werden kann, ist er nicht der Einstieg in den alten Teufelskreis.

*Wie sieht nun die Behandlung von Betroffenen mit Eßstörungen in einer psychosomatischen Klinik, beschrieben am Beispiel der Klinik Roseneck, aus?*

Die stationäre Behandlung erfolgt in Spezialabteilungen, die ca. 20 bis 25 Behandlungsplätze umfassen. Betroffene, die sich in Behandlung begeben, unterscheiden sich natürlich in Schweregrad, Dauer der Erkrankung, Motivation zur Behandlung sowie körperlicher und psychischer Verfassung. Die Gemeinsamkeiten bestehen häufig aus der Alterszugehörigkeit, in der Regel zwischen etwa 17 bis 35 Jahre, wobei vor allem die Grenzen nach oben unterschiedlich sein können. Überwiegend sind es Frauen mit einem geringen Selbstwertgefühl, Angst vor Ablehnung und Zurückweisung. Störungen der eigenen Körperwahr-

nehmung, der Wahrnehmung von Hunger- und Sättigungsgefühl, aber auch anderer Wahrnehmungen wie
Schmerz, Wärme, Kälte. Verbunden damit ist oft das Gefühl, beobachtet zu werden, unwert zu sein. Die Sehnsucht nach Nähe und die gleichzeitige Angst davor be-
herrschen viele Betroffenen. Die Kranken wehren sich
gegen Grenzen, Einengungen und Druck, neigen gleichzeitig zu Anpassung und vermeintlicher Harmonie. Angst vor
Gewichtszunahme läßt sie zwischen Nahrungsverweigerung, extremen Diäten, Freßanfällen, Erbrechen,
Mißbrauch von Abführmitteln, Appetitzüglern und Entwässerungsmitteln schwanken. Die Gedanken kreisen immer wieder um Nahrungsaufnahme und Gewicht; hier findet ihr Kampf um Autonomie statt. Dabei geraten sie mit
sich selbst und ihrer Umwelt immer mehr in Konflikte
und fühlen sich noch unsicherer.

In dieser Zeit der Verunsicherung, der Hilflosigkeit, des
hohen Leidensdrucks bei Betroffenen und Angehörigen,
wegen fehlender oder nach Ausschöpfung ambulanter
Therapiemöglichkeiten setzt häufig die Suche nach einer
stationären Therapie ein.

Die Betroffenen erkundigen sich im Vorfeld bei
Selbsthilfeeinrichtungen, ihrem behandelnden Arzt oder
Psychotherapeuten etc. und nehmen schriftlichen, telefo-
nischen oder auch persönlichen Kontakt zur Behandlungseinrichtung auf. In diesen Kontakten spielen die Beratung,
die Abklärung, wie ehrlich und ernsthaft jemand motiviert
ist, aber auch die bereits erwähnte Differentialdiagnostik,
ob es sich nicht doch um eine andere Störung oder körperliche Erkrankung handelt, eine wichtige Rolle. Häufig
kommt es leider vor, daß Betroffene sich auf äußeren
Druck hin anmelden, weil Familie, behandelnde Ärzte
oder der Arbeitgeber Druck ausüben, um möglichst
schnell durch eine sogenannte Facheinrichtung eine Veränderung zu erreichen. Der spezifische Leidensdruck der
Betroffenen liegt hier meist weniger in der Erkrankung

und im Symptom selbst als vielmehr im Spannungsfeld der persönlichen Umgebung, die umgehend eine Änderung erwartet. Hier ist es wichtig, den Betroffenen vorurteilsfrei und ehrlich Informationen über mögliche Therapieziele, über Langzeitfolgen bei Weiterbestehen der konkreten, jetzt bestehenden Situation zu geben und sich nicht in das externe Drucksystem einzuschleusen. Das Einräumen einer Bedenkzeit kann helfen, den Betroffenen die Entscheidungsfähigkeit zurückzugeben.

Viele Betroffene geben den Druck, der ihnen von außen gemacht wird, weiter und stellen unrealistische Bedingungen hinsichtlich des Zeitpunktes und der Dauer der Therapie, sie drängen auf sofortige Aufnahme, obgleich lange Wartezeiten bestehen, und bestehen auf Heilung in einer kurzen Zeit. In einem ehrlichen Gespräch ist es oft möglich zu klären, daß hinter dieser Anspruchshaltung Zweifel an der eigenen Motivation stehen, aber auch Angst vor Schwierigkeiten, familiär, beruflich oder sozial noch mehr unter Druck gesetzt zu werden. Hier ist es wichtig, allen Beteiligten klarzumachen, daß eine schnelle Heilung in der Regel nicht möglich ist und daß falsche Einschätzung der Möglichkeiten schnell zu Überforderung, erneutem Frust und damit auch zu einer Verschlechterung des Krankheitsbildes und weiterer Rückfallgefahr führen können.

Günstig ist es natürlich, wenn Betroffene realistische Ansprüche und Erwartungen haben, wenn sie wissen, daß eine schnelle Beseitigung des Symptoms nicht ausreichend und auch kein Zeichen für eine dauerhafte Stabilisierung ist. Solche Betroffene suchen aus eigenem Antrieb nach einer ambulanten Behandlungseinrichtung oder schließen sich einer Selbsthilfegruppe an. Dies hat den großen Vorteil, daß sie bereits aus Eigeninitiative eine Anlaufstelle nach Entlassung gefunden haben. Besonders gefährdet erscheinen die sogenannten ruhigen, bescheidenen Betroffenen, die geduldig abwarten, sich innerlich bereits als hoffnungslosen Fall abgeschrieben haben und sich in ihrer

Einsamkeit und Verzweiflung nicht mehr trauen, Ansprüche nach Hilfe anzumelden. Sie leiden still vor sich hin, nach außen hin funktionieren sie jedoch relativ gut. Dabei sind sie bereits depressiv, wenn nicht sogar selbstmordgefährdet. Dafür ein Gespür zu entwickeln und auch entsprechend darauf zu reagieren, das ist einer der wichtigsten Momente sowohl der ambulanten Therapeuten wie auch der stationären Behandlungseinrichtung, die Kontakt mit dem Betroffenen hat. Konkret heißt dies, daß eine Atmosphäre geschaffen werden muß, in der die Betroffenen sich nicht wieder einem System, das sie zu etwas zwingen will, ausgeliefert fühlen, sondern daß Eigeninitiative gefragt ist. Mehr oder weniger gut gemeinte Ratschläge und Forderungen sind keine Basis, um Veränderungen zu erzielen. Informationsvermittlung, offene und klare Kommunikation, Verzicht auf Besserwisserei und die Fähigkeit, die Ängste, Hoffnungen, Wünsche und Bedürfnisse auch aus der Sicht der Betroffenen zu betrachten, sind dafür maßgebliche Voraussetzungen. Die therapeutische Beziehung wird stark belastet, wenn Entscheidungen über den Kopf des Betroffenen hinweg gefällt werden, wenn Experten zusammen mit Familienangehörigen über Zukunft und Wohl der Betroffenen beraten. Entscheidend ist also, den Patienten zum eigenen Mitwirken in der Therapie zu bringen und nicht die Situation entstehen zu lassen, daß er sich zur Reparatur oder Wiederherstellung in die Therapie geschickt fühlt. Deshalb ist es auch von großer Bedeutung, daß Betroffene von sich aus Kontakt zu stationären Einrichtungen aufnehmen, um ihre Wünsche, Erwartungen und Hoffnungen offen zu besprechen.

Die allgemeinen Therapierichtlinien können also folgendermaßen zusammengefaßt werden:

*Zum einen geht es um Offenheit und Vertrauen,* d. h., eine Therapie ist nur dann möglich, wenn eine Situation geschaffen wird, in der Betroffene angstmachende, schwierige und heikle Themen offen darlegen können, ohne sich bedroht zu fühlen.

*Das Gefühl, für die Veränderung selbst verantwortlich zu sein:* Solange eine therapeutische Einrichtung als Kontrolleur, Polizist oder Verbündeter des sozialen Systems des Betroffenen aufgefaßt wird, ist keine erfolgversprechende therapeutische Beziehung gegeben. Auch wenn Therapeuten einmal hinters Licht geführt werden, sollten sie nicht mit übermäßigen Kontrollmaßnahmen und Triumph reagieren. Sinnvoller ist es, Betroffene auf den Vertrauensbruch anzusprechen und zu vermitteln, daß es deren eigener Weg ist, sich Schaden zuzufügen und auf langfristige Konsequenzen zu verweisen. Lange dauert es, bis eßgestörte Patienten sich darüber klar sind, daß sie Entscheidungen für sich selbst treffen, selbst Verantwortung tragen und nicht Opfer eines Systems sind, in dem sie tricksen, sich selbst betrügen müssen und nach außen funktionieren sollen.

*Konkrete Veränderungen finden im Hier und Jetzt statt.* Deshalb sollte auch in der Therapie so klar wie möglich von konkreten Veränderungsmöglichkeiten ausgegangen und Hilfe angeboten werden. Im Hier und Jetzt spielen selbstverständlich die Erfahrungen aus früheren Situationen, aus der Lebensgeschichte, aus dem früheren und jetzigen sozialen Umfeld eine Rolle und dürfen nicht ausgeklammert werden nach dem Motto: „Dies hat jetzt keine Bedeutung mehr für Sie."

Oft wird Überanpassung als Therapieerfolg bei der therapeutischen Einrichtung fehlinterpretiert, während auf der anderen Seite immer mehr Druck entsteht. Um so mehr ist darauf zu achten, daß der Betroffene das Gefühl hat, daß er selbst etwas verändern kann, sowohl zum Negativen wie zum Positiven, und daß er sich nicht in einem therapeutischen Prozeß „richtig verhalten muß".

Und wie sieht dies nun ganz konkret aus?

*Zur Gruppentherapie:* Eine einzelne oder ein einzelner Eßgestörte/r kann zum Schrecken einer ganzen Behandlungseinrichtung und vor allem einer therapeutischen Station werden, wenn diese sich nicht auf Eßstörungen spezialisiert hat. Deshalb hat sich in der *Gruppenpsychotherapie* die Teilnahme von Betroffenen mit gleichem Störungsbild, speziell bei Eßstörungen, sehr bewährt. Eßgestörte sind für sich selbst häufig sehr gute Experten, sowohl was das Eßverhalten betrifft, aber auch in bezug auf Anpassung nach außen und dem inneren Gefühl der Rebellion dabei. Deshalb kann in Gruppentherapien das Expertentum der Betroffenen in die Therapie sehr sinnvoll eingebracht werden. Betroffene, die bereits weiter sind, können als Modell für neu hinzugekommene dienen und ihnen Leitlinien und konkrete Lösungsstrategien aufzeigen. Die Schilderung eigener Problembereiche, eigener Problemlösestrategien, aber auch die persönlichen Schwierigkeiten und Unzulänglichkeiten auf dem Wege aus der Erkrankung sind für andere Gruppenteilnehmer oft viel hilfreicher und einsichtsfördernder als lehrreiche, mahnende und oft auch recht theoretisierende Worte aus dem Munde eines Therapeuten. Es ist zwar sehr wichtig, über die Erkrankung zu informieren, Problemlösestrategien zu erarbeiten etc., aber im intensiven Austausch Betroffener untereinander kann Vertrauen wachsen. Hier können auch Rückschläge als Chance und nicht als unumkehrbarer Rückfall in die Krankheit gesehen werden. In Gruppentherapien erscheint es deshalb wichtig, flexibel auf die Bedürfnisse der Gruppenteilnehmer einzugehen und die Themen zu behandeln, die sich im Moment anbieten. Eine Atmosphäre, in der alle Themen, seien es nun äußerliche Erscheinung, Kleidung, tiefe Verunsicherung, sexueller Mißbrauch o.a. offen angesprochen werden dürfen, ist eine ideale Voraussetzung für einen guten gruppenpsychotherapeutischen Prozeß. Nicht selten sitzen Betroffene in Gruppenpsychotherapien und wagen über lange

Zeit nicht, sich zu äußern, aus Angst, ihr Thema könnte belanglos sein und nicht von genügend entsprechender Wichtigkeit, daß sie es ansprechen dürften.

*Vorstrukturierte Gruppen* eignen sich zur Informationsvermittlung, zur Durchführung von grundlegenden Übungen, die für alle Teilnehmenden von Wichtigkeit sind. Solche Therapien werden besonders gern angenommen, da sie natürlich auch die Möglichkeit zu einer gewissen passiven Beobachtung bieten. Dazu gehören vor allem Gruppentherapien zum Anti-Diät-Modell, Gruppentherapien zum Training sozialer Kompetenz, aber auch themenzentrierte Gruppen, Erlernen eines Entspannungsverfahrens u. a.

*Was wären nun die Therapieziele einer stationären oder auch ambulanten Psychotherapie bei Eßstörungen?*

Wenn wir davon ausgehen, daß gerade eßgestörte Patienten eine hohe Anpassungsbereitschaft im Kontakt mit anderen Menschen und im Vertuschen ihrer Störung zeigen, dann ist es besonders wichtig, die unrealistischen Therapieziele von seiten der Betroffenen nicht aufzunehmen. Damit wäre der Mißerfolg vorprogrammiert. Es heißt, realistische Ziele zu definieren. Die Therapie der kleinen Schritte ist gefragt: Therapieschritte sollten konkret, positiv und klar formuliert werden. Entsprechend der Vielseitigkeit der Krankheitsbilder, sowohl auf körperlicher, aber vor allem auf psychischer Ebene, sind dabei folgende Bereiche intensiv in die Therapie einzubeziehen.

- Da sich die Betroffenen häufig ihrer eigenen Gefühle überhaupt nicht sicher sind, diesen auch nicht trauen oder sie selber gar nicht wahrnehmen, muß am Ausdruck von Gefühlen gearbeitet werden.
- Das Selbstwertgefühl auf körperlicher, psychischer, aber auch sozialer Ebene sollte in konkreten Übungen,

aber auch in ihren Entstehungsmechanismen angeschaut und bearbeitet werden.

- Entscheidend ist es auch, die Wahrnehmungsfähigkeit von Sättigung, Hunger, Körpergefühl, Körperdimensionen und anderer Gefühle zu verbessern.

- Die ausgeprägt depressiven, selbstzerstörerischen und erniedrigenden Werthaltungen und Überzeugungen müssen kritisch überprüft und in einem von Vertrauen geprägten therapeutischen Kontext neu interpretiert werden. Körperliche und seelische Gelassenheit sind bei Betroffenen, die sich in der Regel in extremen Anspannungssituationen befinden, Fremdbegriffe und sollten langsam wieder Bedeutung erhalten.

- Die Übernahme eigener Verantwortung in bezug z. B. auf Partnerschaft, berufliche Orientierung, Rolle in der Familie, aber auch in ganz konkreten Feldern wie Wohnungssuche, Berufsfindung etc. sind Themenbereiche, die ganz konkret und immer auch in der Lebensgeschichte angeschaut werden können.

- Fast immer ist eine unrealistische und übermäßige Leistungsorientierung zu finden. Wird dies ehrlich angesprochen, kann es entlastend wirken. Übermäßige Leistungsorientierungen in konkreten Übungen abzubauen, ist ebenfalls ein wichtiger Therapiebaustein.

Die Leistungsorientierung führt bei den Betroffenen tendenziell dazu, daß sie auch in der Therapie besonders gut funktionieren wollen und dabei ganz vergessen, daß eine sinnvolle Freizeitgestaltung sehr zur Eigenentwicklung, zum Selbstwertgefühl und zur Relativierung von Problemen beitragen kann.

Therapeuten und auch therapeutische Einrichtungen sind wohl kaum in der Lage, Eßgestörte zu heilen. Sie können sich vielmehr verstehen als beratende Weggefährten, teilweise vielleicht auch Führer in einem Prozeß, in dem der Betroffene es lernen soll, wieder Eigenverantwortung zu übernehmen. Die Therapie dient dazu, Perspektiven aufzuzeigen, vor Gefahren ehrlich zu warnen und sie darzustellen, damit eigenes, aktives Handeln ermutigt wird. Normal zu essen ist dabei kein ausreichend konkretes Therapieziel. Die Zusammenhänge zwischen spannungserzeugenden Ereignissen und dem gestörten Eßverhalten sind ein Prozeß, der sich auch in der Therapie immer wieder abspielen wird. Wenn sich in der Therapie Klarheit einstellt, welche äußeren Ereignisse das gestörte Eßverhalten triggern, dann ist es auch leichter, Verhaltensstrategien zu erarbeiten, mit denen diesem gestörten Verhalten gekontert werden kann.

Betroffenen und Therapeuten ist klar, daß eine Therapie in der Regel nicht problemlos abläuft, und nicht wenige Betroffene haben schon gescheiterte Versuche hinter sich.

*Was sind denn nun die typischen Probleme im Verlauf einer Therapie?*

Besonders bei Magersüchtigen besteht die Gefahr, daß sich Therapeuten, aber auch ein gesamtes therapeutisches System, in einen Machtkampf mit dem Betroffenen verstrickt. Dies hat zur Folge, daß vor allem Magersüchtige gefährdet sind, durch rigorose Maßnahmen zu einer Verhaltensänderung gezwungen zu werden. Nicht selten geben die Betroffenen dann nach, essen sich in kurzer Zeit aus einer Klinik heraus, um dem Druck zu entfliehen, und fallen dann in kurzer Zeit wieder in ihr altes, gestörtes Verhalten zurück. Eine Verstrickung in einen Machtkampf blockiert die Therapie in schwerwiegender Weise. In der Supervision geht es immer wieder um den Vorwurf an Betroffene, sie schafften es zu „spalten", indem sie unterschiedliche Koalitionen eingehen. Sie brächten Unruhe in ein therapeutisches Team, das dann mit Heimlichkeit, versteckter Aggression und wiederum wechselnden Koalitionen darauf reagiert. Da, wie wir glauben, ein Betroffener von sich aus nicht die Möglichkeit zur Spaltung hat, wenn er nicht bereits auf ein gespaltenes Team trifft, das unbewußt nach außen hin noch harmonisiert und funktioniert, ist es hier besonders wichtig, diesen Prozeß offen anzusprechen. Wenn eine Machtkampfverstrickung nicht aufgelöst werden kann, ist eine sinnvolle Therapie nicht möglich. Dennoch ist grundsätzlich zu sagen, daß Krisen in der Therapie mit Eßgestörten immer auch die Chance bedeuten, eine ehrliche Zwischenbestandsaufnahme zu machen, die Motivation zu überprüfen und nachzusehen, ob die äußeren und inneren Verhältnisse so sind, daß die Betroffenen von sich aus in der Lage sind, ehrlich über die Krise zu sprechen und wieder Eigenverantwortung bei ihrem Weg aus der Störung zu übernehmen. Da sich Eßgestörte leicht unter Druck gesetzt fühlen und völlig unrealistische Ansprüche haben, wie schnell und in welcher Form Fortschritte und Veränderungen zu erreichen sind, ist es verständlich, daß immer wieder die Probleme von Heimlichkeit und „Lügen" auftauchen. So kann z. B. ein falsches Körpergewicht vorgetäuscht werden, sei es nun, daß Magersüchtige vor dem Wiegen große Mengen trinken, oder sei es, daß Eßgestörte mit Adipositas oder Bulimie versuchen, auf der Waage zu mogeln. In unserer Klinik haben die Betroffenen selbst vor einer Waage ein Blatt mit dem Satz aufgehängt: „Weine nicht auf der Waage, wenn du dich beim Essen betrügst." Wenn es um sogenannte Vertrauensbrüche geht, ist es Zeit, darüber nachzudenken, wie sie entstanden sind. Über diese Beziehungsfrage wird oft echtes Vertrauen überhaupt erst möglich. Da die Eßstörung im seltensten Falle aus dem Symptom allein besteht, sondern häufig noch andere Problembereiche vorhanden sind, können auch diese in der Therapie für den Verlauf erschwerend dazu kommen, wie z. B. Selbstverletzungen, Selbstmorddrohungen, Diebstähle, die teils als Folge tiefer innerer Spannungen auftreten. Wenn diese Problembereiche wiederholt auftreten, ist es wichtig, daß sich sowohl die Betroffenen wie auch das therapeutische Team über die Konsequenzen im klaren sind. Es geht darum, eindeutige Grenzen klarzumachen, an die sich gehalten werden kann. Konsequent sein heißt in erster Linie, die Konsequenz nicht als Drohung zu vermitteln, sondern offenzulegen, wie auf Grenzüberschreitungen reagiert wird. Eine kleine, für beide Teile akzeptierte Konsequenz, die tatsächlich eintritt, ist um vieles effektvoller als eine „umfassende Konsequenz", die dann in langen Diskussionen wieder abgemildert wird. In sogenannten Behandlungsverträgen, die gemeinsam erarbeitet werden, wird bereits auf solche Schwierigkeiten wie Grenzüberschreitungen, Nichteinhalten des Gewichtsvertrages etc. mit den entsprechenden Konsequenzen klar eingegangen. Ein Therapieabbruch von seiten der therapeutischen Einrichtung sollte dabei wirklich der letzte Schritt sein, und in der Regel sollte man den Betroffenen anbieten, sich bei geänderter Motivation zu melden, damit ein längeres Gespräch über eine eventuelle Wiederaufnahme der Therapie stattfinden kann. Betroffene, die befürchten, daß ihr Verhalten jederzeit zu einem Therapieabbruch führen kann, sind nur schwerlich in der Lage, ein Vertrauensverhältnis aufzubauen und scheuen sich, in Krisen ehrlich zu sein. Dennoch kann es natürlich vorkommen, daß es in der Therapie über längere Zeit zu einem Stagnieren, zu einer Verschlechterung und zu einer Machtkampfverstrickung kommt. An diesem Punkt ist eine ehrliche Bestandsaufnahme nötig. Es können Bezugspersonen aus der Familie eingeschaltet werden, wobei die Gespräche auch hier immer im Beisein der Betroffenen stattfinden. Vielleicht kann der Betroffene zur Zeit keine Fortschritte machen, hat zuviel Angst oder noch nicht die nötigen Ressourcen. Wenn die Krise in der Beziehung stattfindet, offen thematisiert wird und konsequent, aber wohlwollend damit umgegangen wird, was nicht heißt, daß für Grenzüberschreitungen wie z.B. Diebstahl oder selbstverletzende

Handlungen immer wieder grenzenloses Verständnis auf-
gebracht werden soll, dann kann sie – tatsächlich – eine
Chance sein. Therapeutische Schritte sollten dabei für die
Betroffenen nachvollziehbar sein. Sie sollten Betroffene
zum Nachdenken anregen, anstatt sie in eine verbissene
Verteidigungsposition zu bringen. Gruppenmitglieder in
einer Psychotherapiegruppe sind dabei gewiß wichtig. Sie
können durch ihre Wahrnehmung und eigene Erfahrung
für die in der Krise befindlichen eine Brücke und Stütze
sein.

## 3. Spezielle Therapieelemente

Im folgenden werden kurz einige Therapieelemente skiz-
ziert, die sich in der klinisch-stationären Behandlung und
zu einem gewissen Teil mit entsprechenden Modifikatio-
nen auch im ambulanten Bereich bewährt haben. Wir weisen darauf hin, daß nicht nach dem Motto „viel hilft viel"
verfahren werden sollte und es dann zu einem „bulimischen Therapieanspruch" kommt. Entscheidend ist, wie
intensiv sich Betroffene auf das eine oder andere Therapie-
element einlassen können und inwieweit es spezifisch einen ihrer Hauptproblembereiche bearbeiten kann.

### 3.1 Ernährungsberatung

In Pressepublikationen stellt es sich häufig so dar, als wäre
ein gutes Ernährungswissen, vor allem auch in bezug auf
„Dickmacher" oder „Fit- und Gesundmacher" eine wichtige Voraussetzung, um mit dem Essen und seinem Körper
bzw. der Figur gut zurechtzukommen. Da Eßgestörte nicht
selten bereits mehrfache Diäten hinter sich und sich mit
der entsprechenden Literatur und den Anweisungen aus-
einandergesetzt haben, könnte man nun fälschlicherweise

Eßgestörte auch für Experten in bezug auf Ernährung halten. Deshalb gab es auch längere Zeit Bestrebungen, vor allem mit Magersüchtigen und Bulimikerinnen das Thema Ernährung eher auszugrenzen, da man davon ausging, daß diese sich sowieso Tag und Nacht damit befassen. Bei Fettsüchtigen erschien das Thema Ernährung häufig als erhobener Zeigefinger mit wechselseitigen Schuldzuweisungen: „Du ißt zu viel", „ich esse sehr wenig, aber ich bin halt ein extrem guter Futterverwerter" dar. Tatsache ist, daß viele Eßgestörte Pseudoexperten in bezug auf Ernährung sind und sich eher damit auskennen, welche Nahrungsmittel hochkalorisch sind und welche nicht. Es wird ständig unterschieden zwischen erlaubten und verbotenen Nahrungsmitteln, und die verbotenen Nahrungsmittel, in der Regel die als Dickmacher verurteilten, werden dann heimlich oder mit schlechtem Gewissen zu sich genommen, obwohl sie für die Ernährung vielleicht unerläßlich und essentiell sind. Neben dem mangelnden Wissen über ausgewogene und gesunde Ernährung fehlt es vor allem am Wissen darüber, was einseitige Ernährung für Folgen und Risiken in sich trägt. Den wenigsten ist bewußt, daß es auch bei Normal- und Übergewicht, wenn ein gestörtes Eßverhalten besteht, ausgeprägte Mangelernährungserscheinungen geben kann, die weitreichende gesundheitliche Konsequenzen in sich bergen. Aus diesen und auch aus anderen Gründen ist klar, daß eine entsprechende Aufklärung über gesunde Ernährung eine wichtige Rolle spielt. Dabei bezieht sich die Therapie nicht allein auf das unzureichende Ernährungswissen, sondern auch auf Schwierigkeiten in der Einschätzung von Portionsgrößen, Einkauf, Lebensmittelvorräten, Zubereitung etc. Dies kann ambulant mit entsprechendem Informationsmaterial geschehen.

Auf Symptomebene hat sich die Arbeit mit dem Anti-Diät-Modell bewährt. Dieses kann in Einzel- oder Gruppentherapie vermittelt werden und geschieht meist in Form eines Anti-Diät-Kurses. Ziel soll sein, mögliche Ursachen und Folgen des eigenen problematischen Eßverhaltens zu erkennen. Auch soll die/der Betroffene lernen, kritische Situationen, Gedanken und Gefühle besser wahrzunehmen, um neue Verhaltensweisen mit dem Umgang mit Essen einzuüben. So kann sich langfristig das Eßverhalten positiv verändern. Wichtig ist die Verbesserung der Wahrnehmung von Gefühlen wie Hunger und Sättigung. Um den typischen Kreislauf von übermäßigem Essen und nachfolgenden Gegenmaßnahmen wie Nahrungskarenz, extremer Sport, selbstinduziertes Erbrechen, Laxantieneinnahme etc. zur Gewichtskontrolle zu unterbrechen, ist es notwendig, von einem kalorienorientierten Eßverhalten zu einem körperbewußten Eßverhalten überzugehen. Wer seine Bedürfnisse wahrnimmt und auch adäquat befriedigt, muß sich nicht ins Essen flüchten und sich auch nicht überessen. Wenn wir lernen, wieder auf unsere innere Stimme zu hören und unserem Körper das zu geben, was er tatsächlich braucht, können wir zu einem natürlichen Eßverhalten zurückfinden.

In einem ersten Schritt können sich Betroffene über ihre Erfahrungen in der Vergangenheit mit Diäten und kurz- und langfristigen Folgen auseinandersetzen. Hier wird meistens deutlich, daß Diätverhalten ein Einstieg in die Eßstörung war und längerfristig natürliches Eßverhalten weitgehend ausschloß.

In einem zweiten Schritt wird sich die/der Betroffene mit dem eigenen Eßverhalten auseinandersetzen und dieses mit Hilfe von Eßprotokollen beobachten (siehe folgende Abbildung). Jede auch noch so kleine Mahlzeit soll unmittelbar in den jeweiligen Tagesbogen eingetragen werden. In der Therapie können dann Hilfen zur Selbstauswertung gegeben werden. Zunächst wird das unmittelbare Eßverhalten analysiert: Was und wieviel wird wann gegessen? Werden Nahrungsmittel einseitig ausgewählt? Was wird bei Freßanfällen gegessen? Häufig sind hier die ersehnten, aber verbotenen Nahrungsmittel zu finden. Auch ist auf die Abstände zwischen den Mahlzeiten zu achten. Kommen Freßanfälle z. B. nach einer Nahrungskarenz von sechs bis acht Stunden vor, wenn sich der rein physiologische Heißhunger in einer Weise gesteigert hat, daß er nicht mehr zu stoppen ist? An welchen Orten und zu welchen Zeiten finden Rückfälle statt? In welchen Situationen? Auch ist es wichtig, sich darüber klar zu werden, welche Funktion das Essen hat. Auf welche Gefühle wird mit Essen reagiert? Welche Bedürfnisse werden inadäquat befriedigt? Ißt die-/derjenige vor allem aus Langeweile, Müdigkeit, Einsamkeit oder Ärger? Welche Konflikte gibt es am Familientisch? Erfahrungsgemäß werden bei der Auswertung von Eßprotokollen immer wieder ähnliche Auslösemechanismen deutlich. Dann kann schrittweise gemeinsam ein alternatives Verhalten erarbeitet und zu Hause in kleinen Schritten umgesetzt werden. Die/der Betroffene sollte bald lernen, ihre/seine Eßprotokolle selbst auszuwerten, nach Möglichkeit am Abschluß eines Tages. Manchen Betroffenen hat es geholfen, abends vor dem Zubettgehen stimmige Mahlzeiten, in denen sie bedürfnisgerecht gegessen haben und sich anschließend gut fühlten, zu markieren, sich z. B. hierfür einen Stern zu geben. So werden kleine Erfolgserlebnisse vermittelt, d. h., jemand hat es vielleicht geschafft, an einem Tag bei drei von fünf Mahlzeiten bedürfnisgerecht zu essen. Ein weiterer Vorteil ist, daß der entsprechende Tag abgeschlossen und der nächste neu begonnen werden kann. Eine abendliche Auswertung verhindert das „Mithinübernehmen des Essens in den nächsten Tag", d. h., auch bei einer üppigen Abendmahlzeit darf bei Bedarf am nächsten Morgen gefrühstückt werden.

# Eßprotokoll

| Uhr-zeit | Situation vor dem Essen: Tätigkeit/-Gedanken/Gefühle | Hunger in % | Was wird gegessen? Wieviel? | Wie wird gegessen? | Satt in % | Gefühle nach dem Essen | Abführmittel/ Erbrechen/ Bewegungs-drang? | Gedanken und Gefühle danach |
|---|---|---|---|---|---|---|---|---|
| 8.00 | total verpennt, deprimiert, niedergeschlagen, nur Kaffee zur Aufmunterung | 0 % | ein Brötchen mit Käse | langsam | 70 % | Warum hast du jetzt was gegessen, voll, energielos | – | – |
| 12.30 | nach der Schule etwas wacher, fühle mich einsam, will nichts essen, ich bin zu dick! | 60 % | 3 T. Kaffee, 1 Fl. Mineral-wasser | – | 20 % | unruhiger werdend, weiß nicht, was ich heute noch machen soll, Spannung | – | – |
| 16.00 | sitze zu Hause um, langweile mich, keine Lust zu Hausaufgaben, mir ist kalt | 80 % | 1 St. Kuchen, 1 Mars | normal | 80 % | kann nur noch ans Essen denken, Heißhunger, Gier | – | – |
| 16.30 | Einkaufen im Supermarkt in der Stadt, alles, was ich sehe, will ich sofort essen, Hektik, Angst, daß mich jemand sieht | 120 % | 1 Rolle Keks, 1 Tafel Schokolade, 2 Semmeln, 2 Äpfel, 3 Dosen Fanta, 1 St. Kuchen, 1 großes Eis | hektisch, beim Gehen | 150 % | leer innerlich, Magen total voll, völlig niedergeschlagen, hasse mich selber | ja | scheiße, ich kann nicht mehr weiter, ich schaffe es nie |
| 18.00 | Abendessen mit den Eltern, will nur etwas Tee trinken | 20 % | 4 Brote mit Käse, 1 großer Salat, 2 Cola | schnell | 150 % | wie ausgebrannt innerlich, mutlos | ja | Suizid-gedanken |
| 22.00 | vor dem Fernseher, will endlich ruhiger werden, müde | 0 % | 2 Bier | – | – | werde ruhiger und müde, mir ist alles egal | – | – |

In der funktionalen Analyse abnormen Eßverhaltens werden typische Auslösebedingungen (z. B. emotionaler Druck), die entsprechende Reaktion (z. B. Verschlingen hochkalorischer Speisen) und die Konsequenzen des Essens (Völlegefühl, Scham, Ärger, Angst vor Gewichtszunahme etc.) besprochen. Darauf aufbauend können Veränderungsstrategien erarbeitet werden. Auch ist auf den angemessenen Einsatz von Belohnungen bei kleinen Erfolgen zu achten.

Einen großen Stellenwert hat die zunehmende Integration von sogenannten „verbotenen Nahrungsmitteln" und das Wiedererlernen eines entspannten Umgangs damit. Dies kann in Form von gemeinsamen Einkäufen sowie Wahrnehmungserfahrungen (Tasten, Riechen, Schmecken) geübt werden.

In einem nächsten Schritt werden Schlankheitsideale und ihre Auswirkungen auf die Betroffenen bearbeitet. Bei vielen Übergewichtigen findet sich beispielsweise die irrationale Hoffnung, daß alle Schwierigkeiten in ihrem Leben sich automatisch lösen würden, wären sie nur schlank. Diese Vorstellungen werden kritisch hinterfragt. Im Mittelpunkt steht die Förderung der Fähigkeit, den eigenen Körper in seiner aktuellen Gestalt zu akzeptieren und das Leben nicht auf die Zukunft auszurichten, sondern jetzt zu gestalten. Hierzu gehört auch eine kritische Auseinandersetzung mit dem Inhalt des eigenen Kleiderschrankes. Hängen hier vor allem zu enge Kleidungsstücke, die jahrelang nicht getragen wurden? Diese auszusortieren kann wesentlich zur Entlastung der aktuellen Lebensgestaltung beitragen.

Die/der Betroffene setzt sich ebenso mit Einstellungen seiner Herkunftsfamilie bezüglich Essen und Figur auseinander und macht sich bewußt, inwieweit sie/er diesbezüglich heute noch davon bestimmt ist. Eventuell kann auch gemeinsam das Essen in einem Restaurant, d. h. in der Öffentlichkeit, geübt werden, welches meist lange Zeit vermieden wurde. Hier werden oft verächtliche oder vorwurfsvolle Blicke bzw. Kommentare der Umgebung befürchtet.

Ebenso werden Schritte zur Rückfallprophylaxe besprochen. Was kann ich tun, wenn ich unter Freßdruck komme? An wen kann ich mich wenden?

In der Regel haben die Betroffenen am Anfang relativ viel Angst, ihre rigiden Muster loszulassen, ermuntern sich durch kleine Erfolge gegenseitig zu kleinen Schritten, was für die Gruppen- bzw. Kursform spricht. In der Regel reagieren die Betroffenen völlig überrascht, welche Symptomreduktion mit diesem Ansatz möglich ist, ohne daß gleichzeitig die gefürchtete Gewichtszunahme eintritt. So ist eher ein Gewichthalten zu sehen bzw. bei Adipösen eine Gewichtsabnahme, wobei diese immer wieder erstaunt sind, wie mühelos dies gelingen kann, „und auch noch ganz ohne Diät".

### 3.3 Lehr- und Versuchsküche

Die Normalisierung des Eßverhaltens ist ein grundlegender Schritt, um eine Eßstörung zu bewältigen. Es ist nicht möglich, von einer Eßstörung zu gesunden, wenn weiterhin diätet wird. Somit ist es ein Hauptziel, das Essen wieder zu einer normalen Angelegenheit, möglichst mit Appetit und Freude am Essen werden zu lassen. Da aber gerade bei Eßgestörten der Gedanke fest verwurzelt sein kann, daß gesunde Ernährung mit niedrigkalorischem Essen und Diätprodukten zusammenhängt, wird neben anderen Maßnahmen wie therapeutisch-begleitetem Essenstisch, Organisation von Selbsthilfegruppen, die gemeinsam essen, auch Wert darauf gelegt, in der Praxis in Lehr- und Versuchsküchen zu vermitteln, wie normale Essenszusammenstellung aussehen kann.

Die Lehr- und Versuchsküche in der Klinik Roseneck wird geleitet von einer Diplom-Oecotrophologin, die den gesamten Vormittag, inklusive des Mittagessens, mit den Patienten verbringt und dabei sowohl theoretische Kenntnisse wie Praxis der Zubereitung vermittelt.

Die Lehr- und Versuchsküche eignet sich vor allem für
- Betroffene, die viel und gerne kochen, allerdings nur für andere;
- Betroffene, die sich bisher noch nie selbst versorgt haben und sich nur von kalten Speisen (Salate, Brote, u.a.) ernährten;
- Betroffene, die Schwierigkeiten in der Einschätzung von Portionsgrößen und im Umgang mit „Resten" haben;
- Betroffene, die lernen müssen, Ängste und Schuldgefühle in Zusammenhang mit Einkauf, Lebensmittelvorräten, Zubereitung und Verzehr abzubauen;
- Betroffene mit unzureichendem Ernährungswissen.

Da der direkte Umgang und die Konfrontation mit Nahrung und Essen in der Öffentlichkeit häufig viel Angst machen, ist die Lehr- und Versuchsküche auch als Belastungsprobe geeignet.

Ziel der Lehrküchenarbeit ist es nicht, Kochkurse zu vermitteln. Sie bietet ein Erfahrungsfeld für Betroffene, wieder mit Lebensmitteln, Zubereitung von Mahlzeiten, mit Resten und allem, was mit Kochen zu tun hat, konkret und praktisch umzugehen. Da in der Klinik normalerweise alle Mahlzeiten bereits zubereitet vorgesetzt werden, haben viele Angst, der persönlichen Alltagssituation nach dem Klinikaufenthalt nicht gewachsen zu sein. Die Lehrküche bietet hier eine ideale Voraussetzung, die Realität in die Therapie einzubeziehen.

Folgende Bereiche werden in der Lehrküche vermittelt:
- Grundwissen über gesunde, ausgewogene Ernährung und Ausräumen von falschen Vorstellungen über die richtige Zusammenstellung einer gesunden Mahlzeit;

- die Erfahrung, daß ein Gericht auch ohne starres Klammern am Rezept gelingen und schmecken kann und somit Einfügen von kreativen Leistungen ohne ständiges Befolgen von starren Diätvorschriften;
- unkomplizierte Vermittlung von Kochkenntnissen, praktischen Tips und Anregungen, auf die persönliche Situation des Betroffenen zugeschnitten;
- der Abbau von Hemmungen und Ängsten im Umgang mit Lebensmitteln;
- sich wieder an Speisen wie Nudeln und Mehlspeisen heranzuwagen und zu versuchen, sie ohne Schuldgefühle zu genießen;
- im Ansatz zu erreichen, daß nicht nach jeder Mahlzeit ständig die Kalorienmenge bilanziert wird;
- das Erlernen eines normalen Einkaufens, da viele der Betroffenen bisher nur für Freßanfälle einkauften;
- das Gekochte für sich selbst zu portionieren;
- die Erfahrung von Hunger und Sättigung in der Gruppe.
- es auch zuzulassen, daß Reste manchmal weggeworfen werden;
- die intensive Erfahrung, wie es ist, zusammen mit anderen zu kochen und auch in deren Gemeinschaft das gemeinsam Gekochte zu essen.

Die Lehrküche wird also in den klinisch-therapeutischen Alltag miteinbezogen. Sinnvollerweise wird die Lehr- und Versuchsküche gekoppelt mit dem Anti-Diät-Kurs.

In diesem Zusammenhang soll auch noch kurz auf den Gemeinschaftstisch eingegangen werden. Hier wird vielleicht am ehesten noch die Situation beim Essen mit der Familie oder mit Freunden widergespiegelt. Am Gemeinschaftstisch sitzen Betroffene mit unterschiedlichen Eßstörungen zusammen. Eine von den drei Mahlzeiten, in der Regel das Mittagessen, findet im Beisein eines Therapeuten oder einer Therapeutin statt. Nun geht es vor allem darum, sich gegenseitig zu unterstützen und zu lernen, in

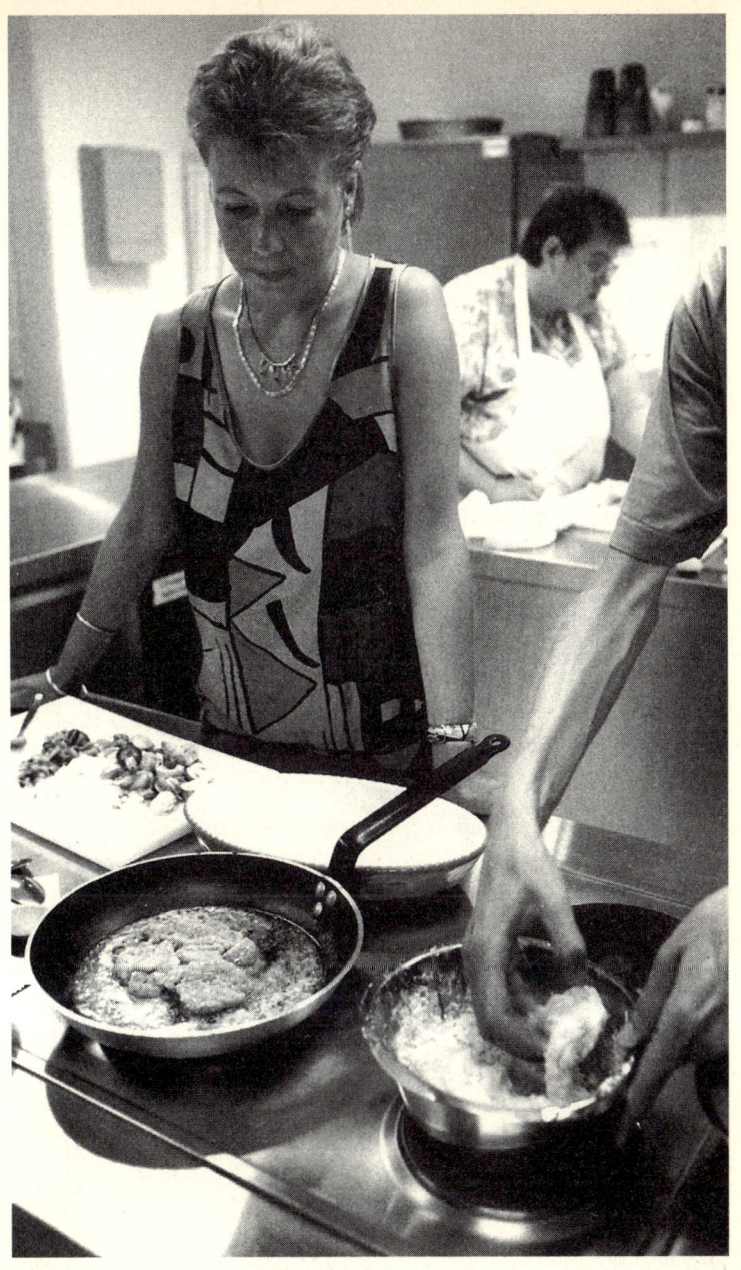

Gemeinschaft zu essen. Ängste und Konflikte, die gerade beim Essen entstehen, sollen angesprochen, vielleicht Lösungen gesucht werden, anstatt die Ängste und Konflikte wie gewohnt hinunterzuschlucken und Hunger und Sättigung dabei zu vernachlässigen. Festgesetzte Zeiten und das gemeinsame Sitzenbleiben am Tisch für eine halbe Stunde geben genügend Zeit, um sich mit dem eigenen Verhalten auseinanderzusetzen und sich der eigenen Schwächen bewußt zu werden. Es gilt die Regel, daß das Essen nicht getauscht und sich jede/r mit der eigenen Portion auseinandersetzen soll. Es muß nicht aufgegessen werden, aber es sollte dennoch von allem probiert werden. Es kann nachbestellt werden, jedoch nicht, um ausschließlich die „erlaubte", kalorienarme Beilage zu verzehren und das andere Essen zu verweigern. Das gesamte Gericht, auch der Nachtisch, gehört zum Menü. Nichts darf, falls es nicht gegessen wird, mitgenommen werden. Diese Regeln haben sich für den Umgang mit Essen in der Gemeinschaft bewährt.

### 3.4 Körpervideo-Feedback

Schon lange hat man herausgefunden, daß durch Videoselbstkonfrontation oder durch Selbstkonfrontation vor einem Ganzkörperspiegel ein Hauptstörungsmerkmal, besonders bei der Magersucht und der Bulimie, teils aber auch bei der Adipositas, therapeutisch bearbeitet werden kann. Beim Körperschema geht es zum einen um die Fähigkeit, mit der eine Person in der Lage ist, ihre eigene äußere Körperdimension einzuschätzen. Diese Fähigkeit ist bei den verschiedenen Eßstörungen und auch individuell oft gestört, und das Ausmaß der Über- oder Unterschätzung eigener Körpermaße kann eine beträchtliche Bandbreite erreichen. Gerade Magersüchtige haben die Eigenschaft, ihre äußeren Körperformen extrem zu überschätzen. Zum anderen verstehen sie es meist perfekt, ihre Maße durch Kleidung so zu kaschieren, daß sie tatsächlich äußerlich deutlich muskulöser und wohlernährter erscheinen, als dies in Wirklichkeit der Fall ist. Mehr noch spielt die subjektive Komponente eine Rolle, d. h. das Körpergefühl, verbunden mit der Zufriedenheit mit dem eigenen Körper. Selbst wenn Betroffene in der Lage sind, rein rational ihre Körpermaße in etwa richtig einzuschätzen, was ihnen im übrigen gegenüber ihrer Umwelt recht gut gelingt, sind sie, wenn sie ihrem eigenen Gefühl trauen, völlig verunsichert, da ihre innere Wahrnehmung ihnen häufig eine ausgeprägte Verzerrung der eigenen Körpermaße und auch spezieller Körperteile wie z. B. des Bauches, des Pos, der Oberschenkel etc. suggeriert. Körpervideoarbeit ist geeignet, allein oder gemeinsam mit einer Therapeutin/einem Therapeuten auf dem Bildschirm diese Wahrnehmungen zumindest zum Teil zu korrigieren und dient auch dazu, Fortschritte in der Therapie festzuhalten.

Über Körpervideoarbeiten gibt es inzwischen vielfache Publikationen. Häufig erfolgt die Videoaufnahme nach einem standardisierten Drehbuch. Es wird zunächst der Gesamtkörper, in der Regel bekleidet mit Bikini oder Badehose, aufgenommen. In näheren Kameraeinstellungen können bestimmte Körperteile, vor allem auch solche, die von den Betroffenen als problematisch betrachtet werden, im Detail gefilmt und dann angesehen werden. Es ist auch möglich, eine Therapiegruppe mit Video aufzunehmen, um bei gemeinsamem Mutmachen zu spielerischer Bewegung vor der Kamera die Angst leichter in den Griff zu bekommen.

Die Videofeedbackarbeit bietet also reichhaltige Möglichkeiten, einen Zentralbereich der Eßstörung, die Körperschemastörung, genauer anzusehen und zu bearbeiten. Besonders beeindruckend ist aber auch, wenn im Rahmen eines guten Therapieverlaufes gemeinsam auch der emotionale Ausdruck und die persönliche Entwicklung sichtbar gemacht werden können. Es macht Freude zu sehen, wenn zusammen mit einer Normalisierung des Eßverhaltens und des Gewichtes die emotionale Schwingungsfähigkeit, die persönliche Kraft, aber auch die Sensibilität und Verletzlichkeit sichtbar und spürbar gemacht werden.

Aufgrund der inzwischen recht ausgereiften Techniken gibt es auch Körpervideofeedback, das mit speziellen Computerprogrammen arbeitet. Bei diesen Geräten können die Patienten sich selbst ihre Wunschfigur einstellen oder durch Computerbildverzerrung darstellen, wie sie sich insgesamt oder an bestimmten Körperteilen empfinden.

### 3.5 Entspannungstherapien

Die Vermittlung von Entspannungstechniken stellt einen essentiellen Therapiebaustein in der Behandlung psychischer und psychosomatischer Krankheiten dar und findet auch in der Vorsorge sowie bei Gesunden breite Anwendung. Es gibt unterschiedlichste Entspannungstechniken, die teils recht strukturiert sind, teils viel Raum für Phantasie, Variation und spielerischen Umgang lassen. Es gibt spezifische Therapieanleitungen zu Entspannungstechniken in Form von Broschüren, Büchern, Cassetten und Videos. Eines der bekanntesten Entspannungsverfahren ist das von dem Psychiater Schulz eingeführte Autogene Training. Es handelt sich hier um ein übendes Verfahren, in dem Schwere, Wärmeübungen und Körpersuggestionen geübt werden, bis es gelingt, diese relativ schnell und unkompliziert herbeizuführen. Das fortgeschrittene Autogene Training läßt dann auch wiederum viele Varianten zu. Ein weiteres übendes standardisiertes Verfahren, das sich bewährt hat, ist die Progressive Muskelentspannung nach Jacobson. Sie wird von einigen Personen bevorzugt, da sie in der Regel mit klaren, nachvollziehbaren Anweisungen, insbesondere bestimmte Muskelgruppen betreffend, arbeitet.

Eine genaue Darstellung von Entspannungstechniken würde zu weit führen. Gerade hier ergibt sich eine gute Möglichkeit, in der jede/r für sich selbst herausfinden sollte, welche Form der Entspannung die geeignete für ihn/sie ist. Grundverfahren wie Autogenes Traininig oder Progressive Muskelentspannung, wenn sie einmal erlernt und gekonnt sind, sind dabei eine gute Ausgangsbasis, um sich mit weiteren Entspannungsverfahren auseinanderzusetzen. Wichtig ist auch, daß jemand, der ein Entspannungsverfahren erlernt, es soweit variieren können sollte, daß er es wirklich im Alltag anwenden kann und daß er in der Lage ist, auch auf Teilelemente dieses Entspannungsverfahrens zurückzugreifen, wenn sie ihm guttun.

Entspannungsverfahren haben sich auch bei Eßstörungen sehr gut bewährt, und wir können jedem nur Mut machen, sich mit den verschiedenen Entspannungstechniken zunächst einmal zu befassen und die eine oder andere auszuprobieren. Zum Beispiel werden auch in Kneipp-Vereinen oder bei Volkshochschulen immer wieder unterschiedliche Entspannungsverfahren angeboten.

### 3.6 Körpertherapie und Bewegungserfahrung

Da akademische Psychotherapeuten in der Psychotherapie in der Regel sprechen, erklären, deuten, thematisieren und problematisieren, besteht die Gefahr, daß die Therapie zu kopflastig wird und viele Einsichten im Kopf gefördert und geweckt werden, deren Umsetzung aber nicht vollzogen werden kann. Gerade bei Eßstörungen, die viel mit gestörter innerer Wahrnehmung des Körpers, verunsichertem Körpergefühl und Ablehnung des eigenen Körpers zu tun haben, spielen körperorientierte Ansätze eine wesentliche Rolle. Es gibt verschiedene, mehr oder weniger strukturierte Möglichkeiten, sich mit dem eigenen Körper und der Wahrnehmung auseinanderzusetzen. Bauchtanz und verschiedene andere tanztherapeutische Ansätze, konzentra-

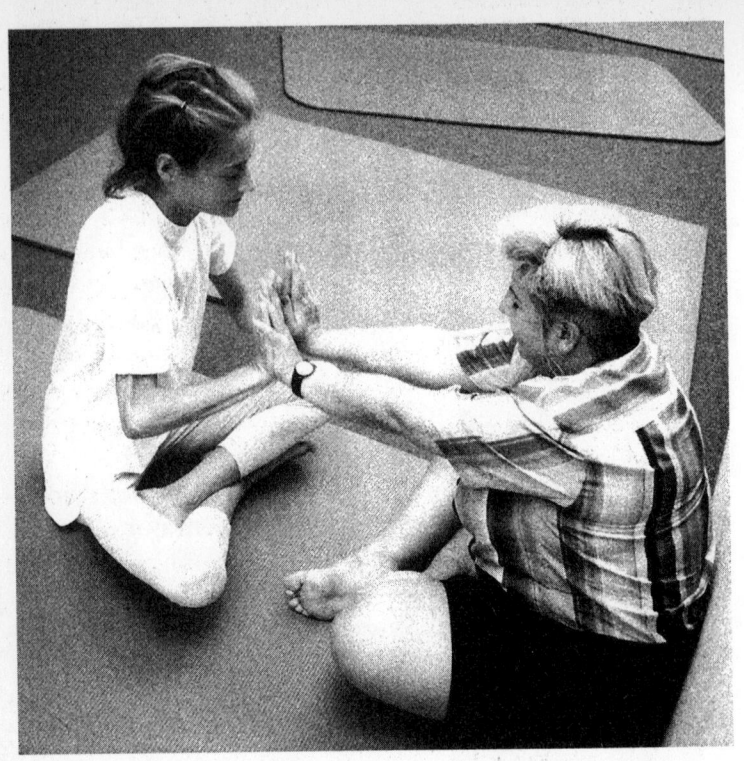

tive Bewegungstherapie, Atemtherapie, Eutonie, Felden-
krais-Arbeit sind erprobte Methoden in der Therapie von
Eßstörungen. Gefördert wird das Spüren und Wahrnehmen. Aber auch Kontakt und Berührung (sowohl des eigenen Körpers als auch äußerer Objekte wie z. B. des tragen-
den Bodens) sind Bereiche, an denen konkret in der
Bewegungserfahrung gearbeitet wird. Dabei kann es
durchaus sein, daß die bewußte Aufmerksamkeit in bezug
auf den eigenen Körper von Eßgestörten zunächst recht
angstbezogen empfunden wird. Gerade hier besteht jedoch
die Möglichkeit, Ressourcen zu wecken, Mut zu machen
und auch spielerische Elemente mit Rhythmus, Klang,
Musik etc. einzufügen.

Neben der Körper- und Bewegungserfahrung ist es besonders bei Adipösen auch nötig, sport- und bewe-
gungstherapeutische Elemente einzuführen und die Lust
an der Bewegung, an der Gymnastizierung und an der Wie-
dererlangung der Beweglichkeit und Sportlichkeit zu
wecken.

In der Körperarbeit wird also auf individuelle Defizite
und auf Ressourcen eingegangen. Körpertherapie, Bewegungserfahrung und Sporttherapie lassen sich gut mit physikalischen Maßnahmen wie Wärme- und Kälteanwendun-
gen, Medizinischen Bädern und verschiedenen Formen von
Massagen kombinieren und ergänzen. Dabei dienen die
physikalischen Maßnahmen zum einen einer behutsam
aufbauenden, pflegenden und unterstützenden Funktion,
zum anderen besteht aber auch ein wichtiges Element
darin, daß Eßgestörte, die ihren Körper ablehnen, langsam
Berührung wieder zulassen und diese auch als angenehm
empfinden können. Das Kneten und Formen der Muskulatur als Hauptziel würde schwer Eßgestörten nicht gerecht
werden. Um die nötige Sensibilität im Umgang mit den
Betroffenen zu erreichen, ist ein kontinuierlicher Austausch zwischen den verschiedenen therapeutischen
Teams nötig.

## 3.7 Kunst- und Gestaltungstherapie

Auch die Gestaltungstherapie hat sich in der Behandlung von Eßstörungen im klinischen Bereich gut bewährt. Sie stellt ebenfalls ein wichtiges Element dar, um das intellektuelle, rationale Betrachten nicht in den Vordergrund zu stellen, sondern mit Materialien wie z. B. Papier, Farben, Ton, Kleister, Collagenmaterial zu arbeiten und sich zunächst ohne Worte damit auszudrücken, innere Bilder, Phantasien oder aber auch die eigene Ratlosigkeit, Einsamkeit und vielleicht auch Unfähigkeit darzustellen.

Die Kunst- und Gestaltungstherapie wird häufig zunächst ängstlich betrachtet, da fälschlicherweise die Ansicht besteht, daß Leistung und künstlerisches Können gefragt sind. Dies ist mit Sicherheit nicht der Fall, und Betroffene, die bereits eine künstlerische Ausbildung haben oder in der Darstellung von Bildern oder mit anderen Materialien sehr perfekt sind, haben eher einen schwierigeren Einstieg in die Gestaltungstherapie. Das Material stellt dabei eine Art Katalysator dar. Es kann sowohl nach Themen gearbeitet werden (z. B. sich und die Familie in Form von Tieren darzustellen), es können auf einem großen Papier Gemeinschaftsarbeiten entstehen, wobei jeder seinen Bereich darstellt und dann vielleicht Kontakt aufnimmt mit der Darstellung von Mitpatienten, diese gegebenenfalls ergänzt, es kann mit Musik gearbeitet werden usw.

Eine spezielle Möglichkeit für Eßgestörte bietet sich mit der Darstellung eines Körperbildes, indem sich etwa eine magersüchtige Frau auf einen großen Bogen Papier legt. Eine ihr vertraute, ebenfalls betroffene Frau würde dann die Körperumrisse genau mit einem Stift abfahren und das aufgehängte Bild könnte dann von der ersten Frau ausgemalt werden, ergänzt mit den Umrissen, die sie darstellen, wie sie sich selbst empfindet.

Während in der gestaltungstherapeutischen Arbeit der psychisch-dynamische Prozeß sehr viel Beachtung findet

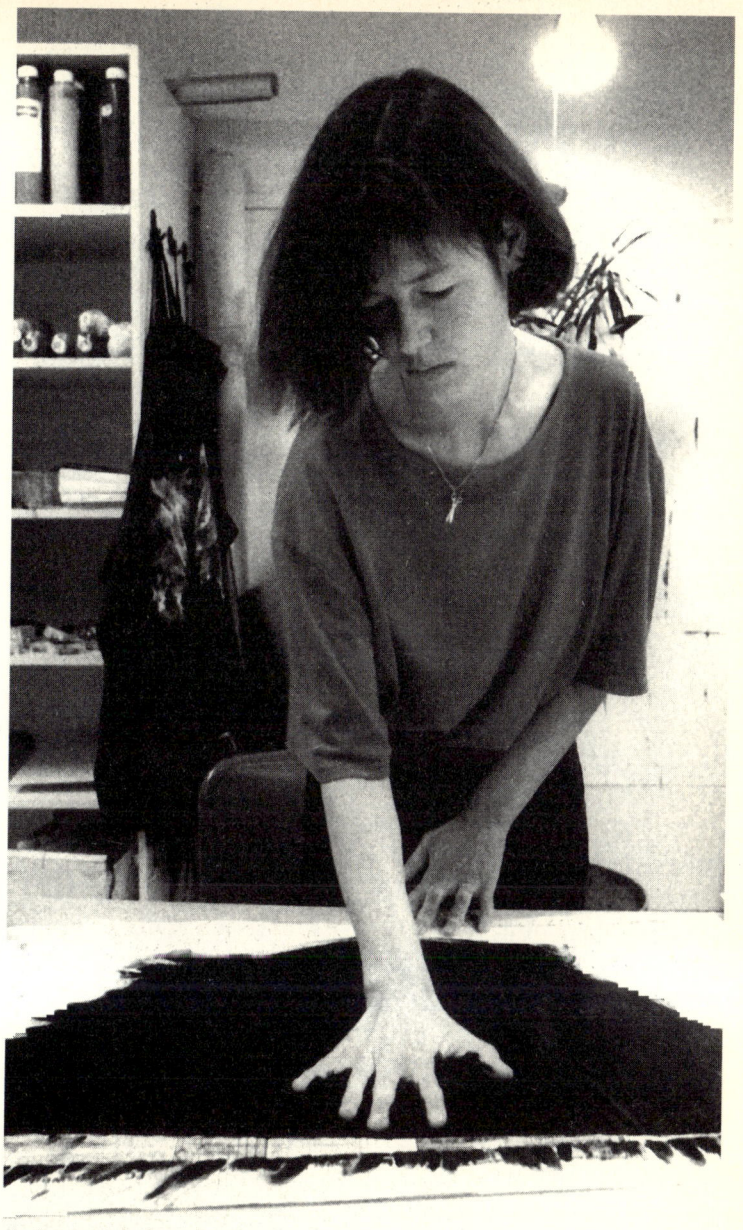

149

und in einer Schlußrunde auch besprochen wird, wird in der Ergotherapie noch mehr an der Fähigkeit im Umgang mit verschiedenen Materialien gearbeitet. Es werden Fähigkeiten geweckt und gegebenenfalls der Grundstein dafür gelegt, daß die Betroffenen für sich selbst kreatives Gestalten erarbeiten, z.B. in Form von Seidenmalerei, Tonarbeit und über diese kreativen Potentiale mehr Bezug zu sich bekommen.

## 3.8 Gruppentherapie zur Erlangung sozialer Kompetenz

Diese Therapie, die häufig in abgeänderter Form auch Selbstsicherheitstraining genannt wird (nach Ullrich & Ullrich de Muynck), ist besonders für Eßgestörte, die Schwierigkeiten im adäquaten Ausdruck ihrer Wünsche und Gefühle haben, sehr gut geeignet. Sie dient nicht dazu und sollte auch nicht dazu mißbraucht werden, mit einer antrainierten, künstlichen, überzogenen Selbstsicherheit auf die Umwelt loszugehen und noch mehr Konflikte aus- zulösen. Es geht bei dieser Therapie um die Fähigkeit, die eigenen Meinungen, Gedanken, Wünsche und Gefühle ehrlich und der Situation angemessen ausdrücken zu ler- nen, sie zu vertreten und in der Kommunikation mit an- deren zu befriedigenden Lösungen kommen zu können. Es ist ein übendes Verfahren, d.h., daß neben theoretischen Grundlagen ein Schwerpunkt darin liegt, Situationen kon- kret zu üben und spielerisch darzustellen. Dieser Thera- piekurs ist in zwei Teile geteilt: Eine allgemeine themati- sche Hinführung zum Thema Selbstsicherheit und zu dem Themenkomplex Selbstsicherheit – Unsicherheit – Ag- gression. Im speziellen Teil finden sich spezifische Infor- mationen zur Durchführung von Übungen. Auch werden dort Arbeitsmaterialien zusammengetragen und verteilt. Konkret kann dann z.B. an Themen gearbeitet werden wie Stimme und Sprache: mit fester Stimme sprechen, lau- ter/leiser sprechen, flüssiger/langsamer sprechen, kurz und bündig reden, öfter das Wort ergreifen und sorgfältiger antworten. Bei nonverbalem Verhalten kann es um folgende Themen gehen: häufiger Blickkontakt halten, einen freundlichen Ausdruck oder eine aufmerksam zugewandte Körperhaltung zeigen, entspannte Körperhaltung, das Gesagte durch Gesten unterstreichen oder allgemeines Gesprächsverhalten (Personen öfter ansprechen, mit Personen auch einmal über belanglose Dinge plaudern, Personen ein Kompliment machen, von anderen ein Kompliment oder Lob annehmen können, Themen ansprechen, die schwer fallen, etwas ablehnen können). Eine typische Übungsaufgabe würde darin bestehen, in den nächsten Tagen mindestens ein- bis zweimal täglich Komplimente zu machen bzw. zu loben und dabei einzuschätzen, wie wohl man sich dabei fühlt. Wenn jemand Komplimente oder Lob erhält, könnte er/sie ebenso darauf achten, wie vollständig er/sie dies akzeptieren kann.

Zusammenfassend zielt das Soziale-Kompetenz-Training auf folgende Verhaltensänderungen ab:
- Kommunikation mit und ohne Worte;
- ehrliches Lob annehmen, aber auch geben können;
- eine offene Unterhaltung führen können;
- sich bewußt sein, daß Verhaltensänderung bei „mir selbst" liegt;
- unterscheiden zwischen selbstunsicherem, aggressivem und angemessen selbstsicherem Verhalten;
- das Äußern von Wünschen und Bitten;
- Umgang mit hartnäckigen Leuten;
- lernen, Kritik zu empfangen, aber auch angemessen Kritik zu äußern usw.

Im klinischen Behandlungs-Setup werden für dieses Training acht bis neun Doppelstunden in ca. vier bis fünf Wochen mit den entsprechenden Hausaufgaben benötigt. Das Training der sozialen Kompetenz eignet sich natürlich auch sehr für therapeutische Maßnahmen im ambulanten Bereich.

### 3.9 Familiengespräche

Das Einbeziehen der Familie und des Partners in die Therapie dient dazu, den Blickwinkel zu erweitern und sich Klarheit über Zusammenhänge, Interaktionen etc. zu verschaffen. Die Einbeziehung der Familie erfolgt auf Wunsch und immer auch im Beisein des Betroffenen. Zunächst geht es häufig darum klarzustellen, daß niemand an der Erkrankung schuld ist, sondern vielleicht Kommunikation und Verhaltensweisen, die gut gemeint sind, auf der anderen Seite erst zu Spannungen geführt haben, die dann nicht mehr aufgelöst werden konnten. Oft haben Familienangehörige vor solchen Treffen Angst und meinen dann, in einem Expertengespräch müßten ihnen klare Vorschläge gemacht werden, wie sie sich in Zukunft richtig zu verhalten haben. Vielmehr geht es aber bei der Einbeziehung von Familienangehörigen darum, auch hier kleine Schritte einer veränderten Kommunikation zu finden, zu lernen, 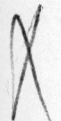 einander zuzuhören, Wünsche und Bedürfnisse dem zu belassen, der sie äußert, und sich gleichzeitig eigene Wahrnehmungen zuzugestehen.

# 4. Medikamentöse Therapie

Es gibt keine gesicherten Beweise dafür, daß eine medikamentöse Behandlung einer psychotherapeutischen gleichzusetzen oder überlegen sei. Insbesondere für die Magersucht, die ja sowohl von der Therapieresistenz wie vom Verlauf her die gefährlichste Eßstörungserkrankung darstellt, ist die Wirksamkeit einer medikamentösen Therapie nicht nachgewiesen. Hier wird es in Krisensituationen bei völliger Krankheitsuneinsichtigkeit vorübergehend möglicherweise nötig sein, beruhigende Medikamente wie z. B. Neuroleptika zu geben. Für die Langzeittherapie dürften diese eher schädlich sein und sind aufgrund der möglichen Nebenwirkungen auch nicht vertretbar. Die medikamentöse Behandlung der Adipositas, sowohl mit sogenannten (unwirksamen) „Wunderpillen", aber auch mit durchaus wirksamen Medikamenten wie sogenannten Appetitzüglern oder Mitteln, die den Stoffwechsel beschleunigen und anregen, stellen keine ursächliche Behandlung dar und haben sich für viele Patienten als gefährlich und gesundheitsschädigend erwiesen. Bei Weglassen dieser Medikamente kommt es zudem dann häufig schnell wieder zu einer Gewichtszunahme, die über dem Ausgangsgewicht endet. Einige Medikamente, die als Appetitzügler berühmt wurden, mußten wegen ihrer Gefährlichkeit und der ernsthaften bis lebensbedrohlichen Spätkomplikationen auch wieder vom Markt genommen werden.

Da natürlich sämtliche Eßstörungsbetroffene, ob adipös, normalgewichtig-bulimisch oder anorektisch, an behandlungsbedürftigen Depressionen leiden können, wurde ein besonderes Augenmerk auf Antidepressiva gerichtet. Hier zeigte sich, daß vor allem Adipöse und Normalgewichtige unter den klassischen Antidepressiva (z. B. Amitryptilin = Saroten) vermehrt Appetit und Hunger und damit häufig eine erhebliche Gewichtszunahme erlebten. Die Entwicklung neuer Antidepressiva befaßt sich vor allem mit dem Serotonin-Stoffwechsel, der in starken Zusammenhang mit Sättigungsgefühl, Wohlbefinden und Müdigkeit gebracht wird. Es wurde eine antidepressiv-wirksame Stoffgruppe gefunden, die gerade bei Dicken in der Regel nicht zu einer Gewichtszunahme, sondern oft zu einer moderaten Gewichtsabnahme führt. Bei der Bulimie, bei der es ernsthafte wissenschaftliche Studien gibt, die eine gewisse Wirksamkeit von Antidepressiva zeigen, konnte nachgewiesen werden, daß sie einer therapeutischen Behandlung nicht überlegen waren. Auch in der Klinik Roseneck wurde untersucht, inwieweit ein neueres Antidepressivum den Therapieverlauf bei bulimischen Patienten zusätzlich verbessert. Eine solche Wirksamkeit konnte nicht nachgewiesen werden, da offensichtlich die ganzheitliche Therapie bereits so viele Effekte hatte, daß der Effekt der Medikation statistisch nicht mehr nachgewiesen werden konnte. Es läuft zur Zeit eine Untersuchung, in der wissenschaftlich geprüft werden soll, inwieweit gegebenenfalls Antidepressiva helfen können, Rückfälle zu vermeiden oder besser zu bewältigen.

Es wird zwar weiter an einer möglichen Wirksamkeit von Medikamenten bei Eßstörungen gearbeitet. Zur Zeit jedoch gibt es keines, das bei Eßstörungen gezielt eingesetzt werden kann. In Krisensituationen, aber natürlich auch beim Vorhandensein begleitender Erkrankungen wie schwerer, depressiver Störungen kann es durchaus sinnvoll sein, über einen gewissen Zeitraum Antidepressiva zur Stabilisierung des psychischen Gesundheitszustandes einzusetzen. Beruhigungsmittel, die ein Abhängigkeitspotential in sich bergen, wie etwa die sogenannten Tranquilizer, aber auch Aufputschmittel, Abführmittel etc. sind in jedem Fall eher schädlich und krankheitsverlängernd.

# 5. Selbsthilfegruppen

Es dürfte wohl auf der ganzen Welt mehrere hunderttausend Selbsthilfegruppen geben, und schon daran kann man erkennen, wie hilfreich und nützlich diese Gruppen von den Teilnehmern und Betroffenen erlebt werden. Gerade im Bereich der Eßstörungen, wo lange auch bei Fachleuten und Ärzten ein Wissensdefizit bestand und wo sich erst nach und nach eine ausreichende medizinische und psychotherapeutische Versorgung anbietet, kommt den Selbsthilfegruppen eine große Bedeutung zu. Die ersten Gruppen wurden nach dem Prinzip der Anonymen Alkoholiker aufgebaut, diese nannten sich dann Overeaters Anonymous, „Anonyme Zuvielesser". Wie der Name schon sagt, trafen sich hier vor allem Übergewichtige. Betroffene, die sich mit diesem Konzept nicht identifizieren konnten, versuchten dann, Selbsthilfegruppen zu organisieren, die sich an den damals erschienenen Anti-Diät-Büchern von Susi Orbach orientierten. Mangelnde Information und Koordination ließ manche dieser Gruppen scheitern, und im Rahmen eines großen Treffens von Betroffenen, Angehörigen und Fachleuten an der Universitätsnervenklinik München wurden im Anschluß daran zwei weitere Selbsthilfeorganisationen gegründet, und zwar „ANAD Selbsthilfe" und der „Aktionskreis Eß- und Magersucht Cinderella". In der Zwischenzeit sind vielfache weitere Selbsthilfegruppen entstanden, über die in der Regel die Deutsche Arbeitsgemeinschaft Selbsthilfegruppen e. V. als nationale Kontakt- und Informationsstelle Auskunft geben kann (siehe Adressenteil).

Da Selbsthilfe in recht unterschiedlicher Art und Weise stattfinden kann und sich die Konzepte der Selbsthilfeorganisationen auch stark unterscheiden können, ist es für die Betroffenen wichtig, ebenso wie bei der Suche nach einem Therapeuten, sich eingehend zu informieren, sich die Arbeit offen, aber auch kritisch anzusehen und sich nicht überangepaßt solchen Gruppen anzuvertrauen und Ärger und Frust in sich hineinzufressen oder anderweitig loszuwerden. Selbsthilfe sollte die Möglichkeit einmal zum Erfahrungsaustausch mit Experten einschließen, die zu Veranstaltungen eingeladen werden, und andererseits mehr Mündigkeit und Reife für sich zu erwerben, um den eigenen Weg aus der Krankheit heraus besser gestalten zu können.

Selbsthilfearbeit befaßt sich somit mit Prävention, d.h. Krankheitsvorsorge, durch offenen Austausch, durch Aufklärung, durch gegenseitige Ratschläge. Sie kann sehr hilfreich sein, wenn es darum geht, die Verantwortung zu übernehmen und sich gegebenenfalls in intensive Therapie zu begeben. Aber sie bietet auch ein sehr gutes Umfeld für Therapieergänzung und Nachsorge. Sie kann ein Brückenschlag sein zwischen Eigenhilfe (das Prinzip der Selbsthilfe beruht ja gerade darauf, für sich selbst zu sorgen und für sich selbst Verantwortung zu übernehmen, sich selbst zu helfen und damit auch den anderen die Möglichkeit der Hilfestellung und Selbstorientierung zu geben) und professioneller Hilfe, wenn die eigenen Kräfte nicht ausreichen. Betroffene, die mit grundsätzlichen Aspekten einer Selbsthilfeorganisation oder Gruppe Schwierigkeiten haben, finden sich oft bei anderen Organisationen besser zurecht. Ein Problem stellt häufig die geringe Kontinuität dar, da Gruppenmitglieder und ehrenamtliche Mitarbeiter häufig wechseln können. Oft haben Selbsthilfeorganisationen Schwierigkeiten, mit finanziellen, organisatorischen und verwaltungstechnischen Anforderungen zurechtzukommen. Aber gerade das sich gegenseitige Helfen beim Beseitigen von Hindernissen, das Sich-Bewußtwerden, daß nur die gemeinsame Arbeit Erfolge schaffen kann, gerade diese Dinge stellen auch eine große Chance der Selbsthilfegruppen dar. Das Prinzip des Gebens und Nehmens ist das Überlebensprinzip von Selbsthilfegruppen und sollte jedem, der sich für solche Gruppen interessiert, bewußt sein. Da – wie gesagt – die Selbsthilfegruppen recht unterschiedlich arbeiten, ist es sinnvoll, daß Betroffene sich vorab Informationen holen und sich dann für eine Organisation entscheiden.

Grundsätzliche Aspekte und Möglichkeiten in der Selbsthilfe sollten sein:

- Lernen, offen und ehrlich zu werden im Kreise Betroffener, somit aus der Heimlichkeit herauszugehen und Hilfe anzunehmen, wenn sie angeboten wird.
- Die Selbsthilfe bietet ideale Möglichkeiten, aus Rückfällen zu lernen, informiert zu werden über Therapieerfahrungen und Therapieangebote.
- Das Eingestehen von Fehlern und Schwächen ist für viele zunächst tabu und wird erst über die gemeinsame Gruppenerfahrung als etwas erlebt, das auch innere Spannungen verringern kann.
- Das Austauschen über selbstzerstörerische Verhaltensweisen und das Finden von Fähigkeiten und Kräften sowie der Aufbau befriedigender, freundschaftlicher Beziehungen stellt eine Chance der Selbsthilfe dar.

Obgleich es inzwischen recht versierte Selbsthilfeorganisationen gibt, ist es natürlich auch möglich, in Gegenden, wo diese Selbsthilfeorganisationen nicht aktiv sind, selbst Selbsthilfegruppen zu gründen – wie der Name schon sagt. Einige grundsätzliche Regeln, die individuell und nicht zu strikt ausgelegt werden sollten, werden hier kurz dargestellt, um gegebenenfalls Hilfestellung für die Eigeninitiative zur Gründung einer Selbsthilfegruppe zu geben.

- Gruppenzusammensetzung: Gruppengrößen von ca. sieben bis zwölf Teilnehmer/innen haben sich bewährt. Sie sind zum einen klein genug, um Vertrauen aufkommen zu lassen und geben jedem Zeit, sich mitzuteilen. Andererseits ist die Gruppe auch groß genug, gemeinsam etwas zu unternehmen, und das Fehlen einiger kann eine solche Gruppe auch besser verkraften. Es bewährte sich, wenn möglichst verschiedene Personen die Gruppe zusammenstellen, da eine Person in der Regel zu viele alte Bekannte auswählt und es dann schwer sein wird, andere Teilnehmer zu integrieren.

- Ort und Zeit: Es sollten unbedingt ein fester Zeitpunkt und ein fester Ort für die Treffen festgelegt werden, damit nicht immer wieder neu organisiert werden muß, am besten einmal wöchentlich für etwas zwei bis drei Stunden. Eine zeitliche Begrenzung bewährt sich, damit nicht bis zum letzten Ende gewartet wird, um Themen anzusprechen und die Treffen sich endlos ausweiten zu lassen. Unpünktlichkeit kann viel nicht ausgesprochenen Ärger erzeugen, kann bei einigen zur inneren Emigration und schnell zum Ende der Selbsthilfearbeit werden. Wenn sich kein fester Raum findet, der unter Umständen angemietet werden muß, so gibt es auch die Möglichkeit, das Treffen abwechselnd bei einem der Teilnehmer abzuhalten. Falls dies möglich ist, wird es für viele eine schöne und neue Erfahrung sein, die Gruppe bei sich einzuladen. Andere werden massive Ängste haben, jemand in ihre „Welt" eindringen zu lassen. Aber gerade darin kann auch eine Chance bestehen, aus der Heimlichkeit herauszugehen.
- Verbindlichkeit der Teilnahme: Das Problem bei Selbsthilfegruppen ist oft, daß der beginnende Enthusiasmus sehr schnell verfliegt, wenn die Gruppe immer kleiner wird, und die Enttäuschung ist groß, wenn trotz der anfänglichen Begeisterung nach kurzer Zeit sich nur noch zwei oder drei gegenübersitzen. Deshalb sollte verbindlich vereinbart werden, daß jeder, der der Gruppe fernbleibt, Bescheid gibt. Wenn Teilnehmer unentschuldigt fernbleiben, sollte dies besprochen werden. Und es sollte auch offen angesprochen werden, ob Angst oder Mißtrauen der Gruppe gegenüber dahinterstehen. Falls ein Teilnehmer aus der Gruppe ausscheiden will, sollte

er noch einmal kommen, um seine Gründe offen darzulegen. Dies ist sowohl für den Betroffenen wichtig, um sich nochmal klarzuwerden, warum er sein Ziel in der Gruppe nicht mehr weiterverfolgen will, zum anderen würde dies die Chance für die Gruppe darstellen, selbst nochmal eine ehrliche Bestandsaufnahme zu machen.

*Vorschläge, wie eine Selbsthilfegruppe organisatorisch ablaufen kann.*

- Es hat sich bewährt, am Anfang des Treffens immer abwechselnd einen Leiter zu wählen, oder vielleicht noch besser: am Ende des Treffens den Leiter für das nächste zu bestimmen. Dem Leiter obliegt dann die Organisation, gegebenenfalls die Auswahl eines Themas oder einiger Übungen, damit ein Austausch in Gang kommt. Der Leiter ist aber auch verpflichtet, darauf zu achten, daß die Gruppenregeln eingehalten werden. Eine große Chance bietet sich, wenn jeder einmal an die Reihe kommt: dies hilft, eigene Unsicherheiten zu überwinden und sich angstbesetzten Situationen auszusetzen.

- Vertraulichkeit: Bei einer Gruppe, in der offen und ehrlich miteinander umgegangen werden soll, stellt die Vertraulichkeit ein entscheidendes Merkmal dar. Jeder Teilnehmer muß selbst Gewißheit haben, aber auch dem anderen die Gewißheit geben, daß nichts von dem, was in der Gruppe besprochen wurde, nach außen getragen wird. Bei Verletzungen dieser Regel muß dies in der Gruppe offen angesprochen werden, damit Heimlichkeiten nicht das Vertrauensklima vergiften.

- Rundenprinzip: Um gemeinsam zu erfahren, was sich die einzelnen vom Abend erhoffen, in welcher Stimmung sie sind, bietet sich eine Runde an, in der jeder kurz zu Wort kommt. Dies wäre auch eine Möglichkeit, ein Gespräch wieder ins Laufen zu bringen, wenn die Gruppe ins Stocken gekommen ist, wenn langes

Schweigen herrscht oder wenn nur bestimmte Teilnehmer miteinander reden. Aufschlußreich kann auch eine Abschlußrunde sein zu dem Thema ‚was ich eigentlich sagen wollte und was mich nach der Gruppe wahrscheinlich noch beschäftigen wird'.

- Die Gruppe gerät ins Stocken, droht auseinanderzufallen: Wenn es über längere Zeit nicht gelingt, die Gruppe lebendig zu erhalten und alle nur noch frustriert sind, sollte jemand gesucht werden, der Gruppenerfahrung hat und helfen kann. Dies sollte aber nur geschehen, wenn die Gefahr der Auflösung wirklich besteht, da eine Gruppe, die für sich selbst Verantwortung übernimmt, deutlich mehr profitiert.

Jetzt einige Gruppenregeln, die sich bewährt haben:
- Es spricht nur eine Person.
- Jeder Teilnehmer ist dafür selbst verantwortlich, was er in der Gruppe sagt und tut.
- Keiner kann die Gruppe verantwortlich machen, daß sie ihn im Stich gelassen hat, wenn er nicht zumindest andeutet, worum es in seinem Problem geht. Es soll aber niemand gezwungen werden, in seiner Selbstdarstellung weiter zu gehen, als es ihm im Moment guttut.
- Der Weg zur Hölle ist mit guten Ratschlägen gepflastert. Die Gruppe soll sich nicht auf die Problemlösung und auf gute Ratschläge konzentrieren, sondern auf die Mitteilung einer Erfahrung und der Anteilnahme, soweit sie für die Probleme des anderen vorhanden ist. Ratschläge bringen den, der sie gibt, in die Autoritätsrolle und schieben dem anderen die Rolle des hilflosen Patienten zu. In der Selbsthilfegruppe dient das Treffen dazu, einander zu helfen, eigene Entscheidungen zu finden.
- Ich-Botschaften geben. Sätze, die mit „man" oder „wir" beginnen, bergen die Gefahr der Verallgemeinerung und stellen die Eigenverantwortung in den Hintergrund. Es ist ein schwieriger Prozeß, den zu lernen es sich lohnt,

von sich selbst etwas mitzuteilen und sich nicht hinter allgemeinen Aussagen zu verstecken.

- Eine ganz entscheidende Grundregel in der Gruppe ist, direkt mit dem Teilnehmer, mit dem ich etwas klären will, Kontakt aufzunehmen, ihn direkt anzusprechen und ihn dabei auch anzublicken.
- Störungen haben Vorrang. Wenn Störungen bei einzelnen Gruppenmitgliedern entstehen, sollte dies umgehend den anderen offen und ehrlich mitgeteilt werden, da sonst die Gefahr besteht, daß Frust entsteht, der Kontakt zur Gruppe verlorengeht und letztlich die Gruppe in so einem Klima auseinanderfällt.

Dies sind einige Gruppenregeln, die im wesentlichen auch für therapeutisch geführte Gruppen gelten mit dem Unterschied, daß in der therapeutisch geführten Gruppe der Therapeut bzw. die Therapeutin die Verantwortung übernimmt, daß in solchen Gruppen grundsätzlich alles erlaubt ist und die Grenzen und Formen der Kommunikation in der Verantwortung des Therapeuten stehen. Um so wichtiger ist es für Selbsthilfegruppen, sich der eigenen Gruppenregeln bewußt zu sein, um damit auch mit schwierigen Situationen umgehen zu können.

Typische Themenvorschläge für Gruppensitzungen könnten z. B. sein:

- Gründe, Erwartungen und Ziele, die mich dazu bewegten, an der Gruppe teilzunehmen.
- Wie wirke ich nach außen durch Haltung, Kleidung? Möchte ich etwas an mir verändern?
- Wie gehe ich mit meinem Körper um? Kann ich mich entspannen?
- Wie ist meine Freizeitgestaltung? Wie könnte ich sie ändern?
- Was mache ich mit dem Essen aus? Welche Gefühle befriedige ich damit? Wovor schütze ich mich durch mein

Eßverhalten? Welche anderen Möglichkeiten könnte ich für mich in Anspruch nehmen?

- Weitere Themen wie Arbeitsplatz, Umgang mit Menschen, Partnerschaft, eigenes Schlankheitsideal etc. Hier sind der Gruppe keine Grenzen gesetzt. Phantasie, Offenheit und Mut, auch heikle Themen anzuschneiden, sind das Salz in einer lebendigen Gruppe.

# 6. Nützliche Adressen

Sozialpädagog. Zentrum AOK Chemnitz
Bruno-Ganz-Str. 2, 09122 Chemnitz
Tel.: 03 71/2 71 09 10

Deutsche Arbeitsgemeinschaft Selbsthilfegruppen e. V.
Nationale Kontakt- und Informationsstelle
Albrecht-Achilles-Straße 85, 10709 Berlin
Telefon (0 30) 8 91 40 19

Dick und Dünn e. V.
Beratungszentrum bei Eßstörungen
Innsbrucker Straße 25, 10825 Berlin
Tel.: 0 30/8 54 49 94
Fax: 0 30/8 54 84 42

Die Brücke e. V.
Waldörfer Straße 337, 22047 Hamburg
Tel.: 0 40/6 68 36 36 oder 4 50 44 83
Fax: 0 40/6 68 29

KISS-Wandsbek (VHS-Gebäude)
Berner Heerweg 183
22159 Hamburg
Tel.: (0 40) 64 53 00 53

Waage e. V.
Schopfstraße 1, 20255 Hamburg
Tel.: 0 40/4 91 49 41

Hamburger Zentrum für Eßstörungstherapie e. V.
Uhlenhorster Weg 5a, 22085 Hamburg
Tel.: 0 40/2 20 34 30
Fax: 0 40/2 20 34 32

Deutsche Untergruppe der OA: Anonyme Eßsüchtige
Postfach 10 62 06, Bremen
Telefon (04 21) 32 72 21

Frauengesundheitszentrum
Elsstätterstr. 29, 28219 Bremen
Tel.: 04 21/3 80 97 47

Zentrum für Eßstörungen e. V.
Marktstraße 35, 33602 Bielefeld
Tel.: 05 21/6 59 29
Fax: 05 21/6 59 29

Kabera e. V. – Beratung bei Eßstörungen
Kurt-Schumacher-Str. 2, 34117 Kassel
Tel.: 05 61/78 05 05
Fax: 05 61/71 02 27

Deutsche Arbeitsgemeinschaft Selbsthilfegruppen e. V.
c/o Friedrichstraße 28, 35392 Gießen
Telefon (0641) 74503

Dick und Dünn
Beratungsstelle für Eßstörungen
Himmelgeiststr. 107, 40225 Düsseldorf
Tel.: 0211/33 50 44

AOK Gesundheitszentrum
Lindenallee 57, 45127 Essen
Tel.: 02 01/20 11–1

„Frauen lernen leben" e. V.
Venloer Str. 405–407, 50823 Köln
Tel.: 0221/54 46 16

CINDERELLA Frankfurt
Aktionskreis für Eß- und Magersucht e. V.
Uhlandstraße 50, 60314 Frankfurt
Telefon (0 69) 44 50 67

Frankfurter Zentrum für Eßstörungen e. V.
Hansaallee 18, 60322 Frankfurt
Tel.: 0 69/55 01 76
Fax: 0 69/5 96 17 23

Bulimie Zentrum e.V.
Gemeinnütziger Verein für Information, Therapie, For-
schung
c/o RA H. Welger
Reuterweg 65
60323 Frankfurt/Main
Tel.: (0 69) 72 33 33
Fax: (0 69) 17 22 64

Frauen u. Mädchen Gesundheitszentrum
Adlerstr. 12, 79098 Freiburg
Tel.: 0761/2021590

CINDERELLA München
Aktionskreis für Eß- und Magersucht e. V.
Westendstraße 35, 80339 München
Telefon (0 89) 5 02 12 12

ANAD e. V. pathways
Betreute Wohngemeinschaften und Therapie bei Essstörun-
gen
Pilotystraße 6 (Rückgebäude)
80538 München
Tel.: (0 89) 21 99 73 - 0
Fax: (0 89) 21 99 73 - 23
e-mail: Kontakt@ANAD-pathways.de
Internet: http://www.ANAD-pathways.de

Dick & Dünn e. V.
Kontakt und Beratung bei Eßstörungen, c/o Nachbar-
schaftshaus
Adam-Klein-Straße 6, 90429 Nürnberg
Tel.: 09 11/26 43 02


Netzwerk Eßstörungen
Fritz-Pregel-Str. 5, A–6020 Innsbruck
Tel.: 0043 5 12/57 60 26

# V

# Vorschläge zum Umgang mit Eßgestörten für Angehörige und Freunde

Bei Eßstörungserkrankungen ist in der Regel die gesamte Familie vom Symptom mitbetroffen und reagiert oft vehement mit Hilfsangeboten, Schuldgefühlen, Wut, Vorwürfen, Ohnmacht. Häufig kommt es zu sehr frustrierenden Machtkämpfen, die der Betroffene auf Symptomebene immer gewinnen wird.

Hier einige Vorschläge zum Umgang miteinander im häuslichen System:

- *Klares Beboachten – offenes Ansprechen der Problematik:* Oft machen sich Familienmitglieder lange selbst etwas vor, entschuldigen pathologisches Eßverhalten. Sinnvoll ist, „bewußt hinzuschauen", d. h. das eßgestörte Verhalten klar zu registrieren. Werden Mahlzeiten ausgelassen? Entschuldigt sich der Betroffene mit Unwohlgefühl, Magenschmerzen? Verschwindet ein Familienmitglied sofort nach dem Essen auf der Toilette, um kurze Zeit später etwas blaß und erschöpft wirkend an den Tisch zurückzukehren? Werden kalorienhaltige Nahrungsmittel gemieden, auf dem Teller von einer Seite zur anderen geschoben? Es gibt viele Anzeichen, die klaren Signalcharakter an die Umgebung haben; Angehörige sollten ruhig Beobachtungen ansprechen. Hier ist es wichtig, die eigene Sorge mitzuteilen und keine Vorwürfe zu machen. Auch müssen Angehörige mit entsprechendem Widerstand von Seiten der Betroffenen und mit Verleugnungen rechnen, sollten sich hiervon aber nicht irremachen lassen.

- *Professionelle Dienste statt guter Ratschläge:* Da es sich bei Eßstörungen um eine ernstzunehmende Krankheit handelt, sollte die Familie Verantwortung abgeben und Hilfe von außen suchen. Hierzu kann professioneller Rat eingeholt werden, z. B. von Selbsthilfegruppen oder Ärzten bzw. Psychologen.

- *Offenheit statt Koalitionen:* Es ist wichtig, sich klarzumachen, daß Therapie im eigenen System nicht möglich ist. Entsprechende Koalitionen einzelner Familienmitglieder mit dem Betroffenen nach dem Motto „wir machen das schon" sollten tunlichst vermieden werden. Stattdessen sollte in der gesamten Familie offen über die Problematik gesprochen werden. Heimlichkeiten gehören zur Krankheit, und wenn Heimlichkeiten mit dem Betroffenen bestehen, wird die entsprechende Eßstörung weiter unterhalten.

- *Die Schuldfrage ist frustrierend und sinnlos:* In betroffenen Familien kommt es häufig zu gegenseitigen Schuldzuweisungen, z. B. an die Mutter, die in der Vergangenheit häufig diätet hat oder an den abwesenden Vater etc. Schuldzuweisungen sind sinnlos und helfen niemandem, sie verschlechtern nur die familiäre Atmosphäre. Jeder sollte für sich selbst Verantwortung übernehmen, der Betroffene und auch die Angehörigen.

- *Grenzen setzen:* Sicher ist der Betroffene ein wichtiges Familienmitglied, und durch die Krankheit gerät er immer weiter in den Mittelpunkt. Andere Familienmitglieder neigen dazu, sich zurückzunehmen, Geschwister werden häufig vernachlässigt. Der Betroffene ist natürlich wichtig, aber auch nicht wichtiger als jedes andere Familienmitglied. Angehörige und Freunde sollten sehr auf ihre eigenen Grenzen achten und diese auch klar mitteilen. Es ist sicher sinnvoll, wenn sich auch Angehörige über die Erkrankung informieren und in der Familie offen über Hilfsmöglichkeiten und entsprechende Anlaufpunkte gesprochen wird. Hilfe jedoch muß sich der Betroffene selbst holen, eine entsprechende Motivation kann ihm nicht abgenommen werden.

- *Keine Bewertungen der äußeren Figur!* Eßgestörte bekommen oft zu Beginn ihrer Erkrankung positives Feedback, z.B. für Gewichtsabnahme. Oder es werden kritische Rückmeldungen gegeben zum Hüftumfang o.a. Der Betroffene ist selbst hinsichtlich seiner Figur sehr verunsichert, Gefühle des Eigenwertes werden zunehmend weniger spürbar, stattdessen wird jede Form von Kritik intensiv wahrgenommen. Bewertungen der äußeren Figur sollten nicht erfolgen, es geht ja in der Behandlung um das Wiederspürenlernen innerer Bedürfnisse und das entsprechende Ausleben derselben.

- *Krankheit entschuldigt nicht!* In Eßstörungsfamilien wird Fehlverhalten häufig mit dem Hinweis auf die Krankheit toleriert. So ißt ein Betroffener z.B. abends den Kühlschrank leer, und für die anderen ist morgens nichts zum Frühstück da, was Wut und Hilflosigkeit provoziert, aber dann doch zumeist mit der Diagnose Bulimie entschuldigt wird. Auch wenn es im Verlauf von Eßstörungserkrankungen immer wieder zu Kontrollverlusten kommt, so heißt dies doch nicht, daß der Betroffene nicht die Fähigkeit zur Kontrolle hätte. Die Familie sollte sich mit ihrem eigenen Umgang mit Nahrungsmitteln auseinandersetzen, u.a. mit entsprechender Vorratshaltung. Sie sollte auch klar diskutieren, wie sie mit dem Überangebot unserer Gesellschaft im Nahrungsmittelbereich umgeht. Des weiteren sollten Tabuzonen geklärt und der Betroffene entsprechend mit Grenzen konfrontiert werden.

- *Geld:* Der Umgang mit Geld ist für Betroffene häufig schwierig, weil Heißhungeranfälle entsprechend kosten. Geld außer der Reihe zuzustecken heißt, die Krankheit zu verstärken. Der Umgang mit Geld sollte klar sein, Grenzen sollten auch hier unbedingt eingehalten werden. Der Betroffene muß lernen, für sich selbst Verantwortung zu übernehmen.

- *Umgang mit Essen:* Auch wenn es verführerisch ist, übers Essen zu diskutieren, so ist dies doch in der Regel sinnlos. Beim Essen sollte jeder bei sich bleiben, auf seine eigenen Bedürfnisse achten. Direkte Hilfe für den anderen sollte am Essenstisch unterbleiben. Störungen können offen angesprochen werden im Sinne eines „Spiegelns", die Verantwortung bleibt auch hier beim Betroffenen. Auch wenn vor allem Magersüchtige bei ihrer Umgebung Fütterungsverhalten provozieren, sollte das unterbleiben. In der Regel nehmen nicht die Betroffenen zu, sondern das Umfeld. Auch sollten sich Angehörige klar werden, wo sie versuchen, mit Tricks den Betroffenen zum Essen oder Nichtessen zu verführen. – Jede Art von Fütterungsverhalten oder auch Tricksen ist zum Scheitern verurteilt und schafft nur weiteren Ärger: Klarheit statt Manipulation! Nachdem es häufig interfamiliär zu Machtkämpfen kommt, der Betroffene mächtig erlebt wird, die anderen sich ohnmächtig fühlen, sollten Angehörige versuchen, keine Machtkämpfe einzugehen, sondern klar zu bleiben. Je offener der Umgang miteinander in allen Bereichen ist, desto leichter kann der Weg aus der Eßstörung beschritten werden. Auch hat das Prinzip Hoffung wenig Sinn; in der Familie sollte die Realität gelebt werden.
- *Konsequenzen:* Immer wieder wird in der Wut eine Konsequenz angedroht, die dem Familienmitglied bereits kurze Zeit später leidtut. Konsequenzen sollten so gering wie möglich gehalten, dann aber auch eingehalten werden.

- *Geduld:* Eßstörungen sind in der Regel langfristige Erkrankungen und entsprechende Verhaltensänderungen können nur in ganz kleinen Schritten erfolgen. Dies sollten sich Angehörige immer wieder klar machen. Wenn der eigene Leidensdruck zu groß wird, können sich Familienmitglieder eventuell selbst Hilfe und Entlastung suchen.

# VI

# Vorschläge für Betroffene

Eßstörungen entwickeln sich meist über einen längeren Zeitraum, in dem die/der Betroffene sich alleine fühlt, verstärkt selbst beobachtet, unsicher ist. Hier einige Hilfestellungen:

- *Warnsignale beachten:* Eine Eßstörung beginnt in der Regel mit einem intensiven Auseinandersetzen mit Nahrungsmitteln und entsprechenden Nährstofftabellen. Essen wird in erlaubte und unerlaubte Nahrungsmittel unterschieden, kohlehydratreiche Mahlzeiten führen zu einem „schlechten Gewissen" bzw. Scham- und Schuldgefühlen. Es entsteht ein Gefühl, zu dick zu sein, auch bei normalem Gewicht, Betroffene konzentrieren sich auf spezielle Körperzonen, die ihnen unerträgliche Ausmaße angenommen zu haben scheinen. Auch wiegen sie sich immer häufiger, sogar nach dem Essen. Es kommt immer mehr zu Heimlichkeiten, zum Anlegen von Depots, zu Reinigungsritualen, Diäten, Einnahme von Abführmitteln und Entwässerungstabletten. Intensiver Sport zur Gewichtsreduktion sowie selbstinduziertes Erbrechen sind weitere Anzeichen. Deutlich wird es, wenn die Periode ausbleibt. Auch entwickeln sich zunehmend depressive Verstimmungszustände bzw. ein Gefühl psychischer Instabilität. Es tritt eine zunehmende Selbstwertproblematik auf. Das Denken wird, wie die Fachleute sagen, dualistisch – es wird nur noch in Dünn-/Fett-Kategorien gedacht nach dem „Alles-oder-Nichts-Prinzip" oder „heute ist es ja ohnehin schon egal".

- *Hilfe suchen:* Wenn die/der Betroffene die Warnsignale bei sich selber feststellt, sollte er/sie zu sich selbst ehrlich sein und sich eingestehen, daß sie/er gerade dabei ist, in eine manifeste Eßstörung hineinzuschlittern. Zu diesem Zeitpunkt ist es wichtig, sich Hilfe außerhalb des Familiensystems zu suchen bei einer neutralen, professionell tätigen Person. Dies kann zunächst eine Selbsthilfeorganisation sein oder auch ein Beratungsgespräch bei einem entsprechend informierten Arzt oder Therapeuten. Hier kann sich die/der Betroffene über konkrete Hilfsmöglichkeiten beraten lassen. Nachdem in professionellen Systemen Schweigepflicht besteht, ist hier auch Offenheit möglich.

- *Umgang mit Essen:* Hier ist es wichtig, auf Auslösesituationen für das krankhafte Eßverhalten zu achten. In welchen Situationen kann ich essen und fühle mich anschließend wohl? Wann bekomme ich meine Heißhungeranfälle? Was tut mir im Umgang mit Nahrungsmitteln gut, was nicht etc? Eine allgemeine Regel ist, kleine Mahlzeiten in kurzen Abständen zu sich zu nehmen, um Heißhungeranfälle zu vermeiden. Die Umgebung sollte ruhig und entspannt sein. Das nach dem Essen auftretende „sich voll fühlen" sollte als Krankheitszeichen gewertet werden; statt diesem nachzugeben, kann der/die Betroffene etwas Schönes unternehmen. Auch sollte das Wiegen nach dem Essen unterbleiben. Ein ein- bis zweimal wöchentliches Wiegen zum längerfristigen Gewichtsverlauf ist vollkommen ausreichend.

- *Politik der kleinen Schritte:* Unrealistische Erwartungen sind nur hinderlich; eine ausgeprägte Eßstörung kann nicht auf einmal im Nichts verschwinden. Wichtig ist es, sich selbst kleine Ziele zu setzen gemessen an der eigenen Realität, diese auch einzuhalten und sich dafür zu belohnen.

- *Anti-Diät-Konzept:* Wichtig ist ausreichende Information. Die Ernährung sollte umgestellt werden auf ein bedürfnisgerechtes, ausgewogenes Essen. Kalorienzählen hat hier keinen Platz. Auch muß dem Betroffenen klar sein, daß er eine Gewichtszu- oder -abnahme akzeptieren muß als seinen persönlichen Preis für Gesundheit.

- *Vorbilder suchen:* Auch wenn es sehr schwer ist, dem Teufelskreis Eßstörung zu entrinnen, so gibt es doch genügend Beispiele, daß dies gelingen kann. Wege aus der Einsamkeit lassen sich gut in Selbsthilfegruppen finden, hier kann die Einsamkeit getauscht werden gegen Offenheit und gegenseitige Unterstützung. Auch kann sich die/der Betroffene klarmachen, daß die Kraft, die zum Aufrechterhalten der Eßstörung vonnöten ist, mit dem Rückgang derselben frei wird für freudvolle Aktivitäten im Leben – so daß das Ziel sehr lohnend wird.

# VII

# Wie gestaltet sich der langfristige Verlauf? – Was bestimmt die Prognose?

Es existieren viele Einzelberichte über den Verlauf von Eß-störungserkrankungen, und dabei wird auch deutlich, daß sich der Krankheitsverlauf individuell sehr unterschiedlich gestalten kann und auch Schwersterkrankte es schaffen, wieder zu einem normalen Eßverhalten und gesunden Lebensstil zurückzufinden. Gleichzeitig kann die Krankheit bei Betroffenen, bei denen sie eher als leicht eingeschätzt wurde, einen chronischen Verlauf nehmen bis hin zu tödlichem Ausgang. Bezüglich der Adipositas oder Fettsucht gibt es sehr unterschiedliche Berichte, und hier sind in erster Linie häufiges extremes Diäten mit nachträglicher Gewichtszunahme sowie körperliche Unbeweglichkeit und Untrainiertheit die entscheidenden Risikofaktoren für einen medizinisch ungünstigen Verlauf. Aber auch bei den Übergewichtigen gibt es bisher nur relativ wenig Verlaufsstudien, die den langfristigen Verlauf von Übergewicht beobachten. Ein Grund liegt natürlich auch darin, daß sich besonders die Übergewichtigen oft extrem in ihrer spezifischen Symptomatik unterscheiden und unterschiedlichste Therapieformen zur Anwendung kommen. Gerade bei Übergewichtigen sind weitere Untersuchungen nötig, um ein besseres Verständnis zu ermöglichen und um noch bessere therapeutische Behandlungsmöglichkeiten entwickeln zu können.

In einer groß angelegten wissenschaftlichen Verlaufsstudie, die von einem Wissenschaftlerteam der Psychiatrischen Universitätsklinik München und der Medizinisch-Psychosomatischen Klinik Roseneck unter der Leitung von Prof. Dr. Manfred Fichter durchgeführt wurde, wurde der langfristige Verlauf (über zwei und über sechs Jahre) untersucht. Dabei zeigte sich vor allem bei den Adipösen, daß sie auch im weiteren Verlauf versuchten, ihr Eßverhalten durch bewußte Kontrolle und nicht durch ihre Bedürfnisse bestimmen zu lassen. Dies führte jedoch häufig dazu, daß sie ständig Hunger empfanden und ihr Eßverhalten auch weiterhin sehr leicht durch äußere Einflüsse wie Geruch oder Anblick von Essen bestimmt wurde. Auch psychische Belastungen wie Angst, Kummer und Langeweile durchbrachen häufig die mühsam aufrechterhaltene Kontrolle. Die Ablehnung des eigenen Körpers, verstärkt durch das herrschende Schönheitsideal, stellte einen weiteren großen Problembereich dar. Die angemessene Wahrnehmung von inneren Reizen wie Hunger und Sättigung, aber auch die ehrliche Auseinandersetzung mit dem Gefühlsleben bleibt ein wichtiges Therapieziel, um den weiteren Verlauf günstiger gestalten zu können.

Die meisten Untersuchungen liegen wohl zum Langzeitverlauf von Magersucht vor, und hier zeigt sich die erschreckende Tatsache, daß die Sterblichkeitsrate bei der Magersucht 10 % bis sogar 20 % beträgt und die Krankheit bei einem nicht unbeträchtlichen Anteil der Betroffenen einen chronischen Verlauf nimmt. Mit den Fortschritten in der Behandlung ist zu hoffen, daß gerade auch Magersüchtige in Zukunft eine bessere Chance haben, zu einem gesunden Leben zurückzufinden. Da es kaum Untersuchungen zum langfristigen Verlauf der Bulimie gibt, wurde in der Studie von Fichter besondere Aufmerksamkeit den bulimischen Patienten gewidmet, und es wurde auch versucht, Faktoren herauszufinden, die ggf. einen günstigen bzw. ungünstigen Verlauf vorhersagen lassen. Die Verlaufsstudie zeichnet sich vor allem durch die sehr große Zahl an Patienten aus, die alle nach einem einheitlichen Konzept behandelt wurden. Im Falle der Bulimie waren es 196 Patienten. Entscheidend war auch, daß eine ausgesprochen hohe Beteiligungsrate von 98 % erreicht werden konnte, so daß eine gewichtige wissenschaftliche Voraussetzung getroffen war, eine fundierte Aussage über den Verlauf zu machen. (Es besteht oft die Gefahr bei Verlaufsstudien, daß die besonders gefährdeten Fälle an einer späteren Befragung nicht mehr teilnehmen und sich damit ein verzerrtes Bild ergibt.) Was waren nun die wesentlichen Ergebnisse zum Verlauf von Eßstörungen und hier insbesondere der Bulimie? Zum einen: Die Patientinnen waren im Durchschnitt 25 Jahre alt und litten bereits seit acht Jahren an der Eßstörung. Ein Großteil kam mit den Anforderungen im Arbeits- und Privatleben nicht mehr oder nur mit einem sehr hohen Energieaufwand zurecht. 15 % waren im Mittel bereits seit 43 Wochen arbeitsunfähig. Bei Beendigung der stationären Therapie waren etwa 95 % der Betroffenen deutlich bis leicht gebessert, während bei 4,1 % der Zustand unverändert war und zwei Patientinnen sich im Krankheitsbild leicht bzw. deutlich verschlechterten. Bei der Untersuchung nach zwei Jahren zeigte sich, daß über 55 % der insgesamt 192 nachuntersuchten Bulimia-nervosa-Patentinnen keine ausgeprägte Eßstörung mehr aufwiesen. Etwa 40 % litten nach wie vor an Bulimia nervosa, drei waren inzwischen magersüchtig, und vier weitere litten unter einer nicht näher bezeichneten Eßstörung. Der positive Trend hatte sich auch sechs Jahre nach der Beendigung der Therapie weiter fortgesetzt, so daß dann nur noch ein Viertel der Frauen ein so stark gestörtes Eßverhalten aufwiesen, daß eine Diagnosestellung gerechtfertigt erschien. Es wird hier schon deutlich, daß bei einem Großteil nicht von einer vollständigen Heilung die Rede ist, jedoch über 75 % inzwischen relativ gut mit ihrer Symptomatik zurechtkamen. Interessant erscheint, daß bei den meisten Patientinnen unmittelbar nach der Entlassung zunächst eine Verschlechterung des Zustandes eintrat, der sich erst im weiteren Verlauf nach ca. einem halben Jahr wieder verbesserte. Diese kurzzeitige Verschlechterung ist wohl auf die Wirkung der gewohnten Umgebung mit den Alltagsbelastungen zurückzuführen, in denen die Betroffenen erst wieder lernen müssen, die in der Klinik erworbenen Fähigkeiten zur Krankheitsbewältigung anzuwenden. Die Besserung des Krankheitsbildes erfolgte insgesamt also eher schubweise mit einem großen Schritt während des Klinikaufenthaltes und mit kleineren Besserungsschritten außerhalb der Klinik nach einer vorübergehenden Phase der Verschlechterung. Der Schweregrad der Erkrankungen wurde auch dadurch deutlich, daß etwa ein Drittel im Zwei-Jahres-Zeitraum nach der Entlassung noch ein oder mehrere Klinikaufenthalte, entweder in der Klinik Roseneck oder in anderen Kliniken, erforderlich machten. Es gibt Hinweise, daß Betroffene mit ambulanter Therapie, aber auch solche, die keine oder nur wenig therapeutische Hilfe in Anspruch nahmen, ähnlich gute Verläufe aufwiesen. Dabei ist jedoch zu bedenken, daß es sich dabei in aller Regel um Betroffene handelte, die wesentlich weniger ausgeprägte Störungen aufweisen. Wenn man nun genau betrachtet, in welchen Bereichen sich im Langzeitverlauf Verbesserungen ergaben, so gilt dies für alle wesentlichen krankheitsrelevanten Bereiche wie z. B. Heißhungerattacken, Erbrechen, Mißbrauch von Abführ- und Entwässerungsmitteln. Aber auch der Leidensdruck ließ deutlich nach, und es fand eine deutliche Besserung und Stabilisierung in allen sozialen, beruflichen, aber auch finanziellen Bereichen statt. Weitere wichtigere Bereiche, die sich im Verlauf deutlich besserten, waren die bessere Wahrnehmung innerer Körpersignale, aber auch die Zufriedenheit mit dem eigenen Körper und eine Abnahme der übertriebenen Furcht vor Gewichtszunahme. Dies änderte nichts daran, daß etwa 75 % der Betroffenen auch noch Jahre nach der Therapie intensiv mit ihrem Gewicht beschäftigt waren. Eine nicht geringe Anzahl der Eßstörungspatient/innen litt zusätzlich unter anderen psychischen Störungen, wobei depressive

Störungen im Vordergrund standen, gefolgt von Ängsten und Zwängen. Einen zusätzlichen Problembereich stellten Alkoholmißbrauch, psychisch verursachte körperliche Beschwerden dar, aber auch rein körperliche Diagnosen, darunter vor allem Stoffwechselstörungen. Auffällig war auch, daß sich die meisten der Betroffenen zu Beginn der Behandlung als schüchtern, zurückhaltend und ängstlich erlebten, vor allem in bezug auf sexuelle Kontakte, und diese eher vermieden. Diese Angst nahm im Verlauf der Therapie ab und besserte sich konstant im weiteren langfristigen Verlauf. Die Verbesserung der Bindungsfähigkeiten und der Bereitschaft, eine Partnerschaft einzugehen, zeigte sich auch daran, daß vor Klinikaufnahme nur etwa 50 % eine feste Partnerschaft hatten, und zwei Jahre danach waren es bereits 64 %. Nachdem in dieser Untersuchung ein großes Potential an Daten erhoben wurde, war es möglich, genauer zu analysieren, welche Risikofaktoren für den Verlauf einer Eßstörungserkrankung eine Rolle spielen und welche nicht. Bei der Frage, ob das Alter beim Beginn der Eßstörung einen wesentlichen Einfluß auf den weiteren Verlauf hat, konnte herausgefunden werden, daß kein wesentlicher Unterschied bestand zwischen Patienten, die im Alter von 14 Jahren bereits erkrankten und denen, bei deren die Störung etwa im Alter von 20 Jahren auftrat. Dabei war jedoch zu beachten, daß beide Altersgruppen zum Beginn der Behandlung bereits etwa gleich lang, nämlich ca. acht Jahre, erkrankt waren. Erstaunlich war, daß die Dauer der Eßstörung keinen Risikofaktor in bezug auf den Verlauf darstellte. Dennoch ist es selbstverständlich, daß die Dauer der Störung ein Bild darüber vermittelt, in welchem Ausmaß die Erkrankung bereits chronifiziert ist und wie sehr die Patientinnen bereits in ihre Krankheit verstrickt sind und gelernt haben, damit zu leben. Die Chronifizierung stellt natürlich ein besonderes Risiko für die körperlichen Funktionsstörungen dar. Besonders schwerwiegend zeigten sich dabei Nierenschädijungen. Interessant war auch, daß die Ausprägung und die Fixierung auf das Schlankheitsideal sowie der Abführmittelmißbrauch selbstverständlich mehr körperliche Risiken beinhalteten, jedoch keine Aussagen darüber machten, wie gut die Patient/innen sich im weiteren Verlauf bessern würden. Da bei Eßstörungen das Familiensystem immer schon große Beachtung fand und heimliche oder offene Schuldzuweisungen oder unausgesprochene Schuldeingeständnisse bei Familiengesprächen ein regelmäßiges Thema sind, wurde auch nachgesehen, ob das Familienklima einen bedeutsamen Risikofaktor darstellt, wie sich die Krankheit im weiteren Verlauf entwickelt. Bei psychiatrischen Erkrankungen gilt es gemeinhin als Risikofaktor, wenn in der Familie ein Klima von hoher Überbehütung mit gleichzeitig geringer emotionaler Fürsorge und Möglichkeit, Entwicklungen in Gang kommen zu lassen, besteht. Dies wird in der Fachsprache „affektlose Kontrolle" genannt und beschreibt die in bester Absicht handelnden Mütter oder Väter, die für das Kind wesentliche Entwicklungsschritte entscheiden und es auf Schritt und Tritt betreuen. Es zeigte sich hier, daß das Verhalten in der Familie für die Therapie einen wichtigen Bereich darstellte und sehr häufig intensiv im therapeutischen Prozeß mitbearbeitet werden mußte. Wenn man dies in Betracht zieht, hatte das Familienklima – insgesamt gesehen – keinen Einfluß auf die weitere Entwicklung des Krankheitsverlaufs. Um dieses Ergebnis jedoch nicht fehlzuinterpretieren, ist zu bedenken, daß sich die Betroffenen bei entsprechend gelungener Therapie von sich aus Freiräume schaffen und ihren eigenen Weg gehen. Ein interessantes Ergebnis fand sich auch hinsichtlich der Magersüchtigen. Während – wie schon gesagt – bulimische Patient/innen, aber auch Bulimisch-Magersüchtige nach der Entlassung zunächst eine Verschlechterung erlitten, war dies bei den Nichtbulimischen nicht der Fall, sondern sie verbesserten sich kontinuierlich. Es lag nahe anzunehmen, daß einer der wichtigsten Hinweise auf den späteren Verlauf einer Eßstörungserkrankung der Schweregrad des eßgestörten Verhaltens bei Beginn der Therapie bzw. bei Entlassung sein könnte. Aber hier konnte die Untersuchung deutlich zeigen, daß der Schweregrad der Erkrankung, also z. B. der Grad des Untergewichtes bei der Magersucht oder die Häufigkeit der Eß-Brech-Anfälle bei bulimischen Patient/innen, keine wissenschaftlich begründete Vorhersage zuließ, ob sich im weiteren Verlauf die Krankheit deutlich bessern oder es zu einer Verschlechterung kommen würde.

Welche Patienten hatten also nun bei der Untersuchung das größte Risiko, im langfristigen Verlauf nur mit großen Schwierigkeiten zu einer Besserung zu kommen? Und für welche bestand die dringendste Notwendigkeit, sich fachliche Hilfe zu holen? Es bildete sich eine Risikogruppe von bulimischen Patient/innen heraus, die zusätzlich zur Bulimie mehrere, und zwar mindestens drei der folgenden Verhaltensweisen aufwiesen: Selbstmordversuche in der Vergangenheit, die Tendenz, sich selbst zu verletzen, zwanghafter Drang zum Stehlen, Alkoholmißbrauch oder -abhängigkeit sowie Drogenmißbrauch oder -abhängigkeit und häufig wechselnde, recht wahllos eingegangene sexuelle Partnerschaften. Als wichtigstes Ergebnis konnte somit abschließend gefunden werden, daß nicht die Schwere der Eßstörungssymptomatik an sich schon ein Hinweis ist, daß es die Betroffenen sehr schwer haben werden, aus der Krankheit herauszukommen, sondern der Bezug zu anderen psychischen Störungen. Das Ausmaß dieser psychischen Störungen und Leiden in Zusammenhang mit der Eßstörung gibt Auskunft darüber, inwieweit bei verstärktem Vorhandensein dieser zusätzlichen psychischen Störungen mit einem schwierigeren Genesungsverlauf zu rechnen ist. Dies zeigt wiederum, daß Therapien, die sich überwiegend mit dem gestörten Eßverhalten befassen, nur einem Teil der Betroffenen gerecht werden, zusätzlich müssen unterschiedliche Bereiche in die Therapie miteinbezogen werden. So gesehen zeigen Verlaufsuntersuchungen, daß die Therapien bei Eßstörungserkrankungen verbessert werden können, auch wenn sie ihre Wirksamkeit in wissenschaftlichen Untersuchungen bereits gezeigt haben. Es besteht also kein Grund für Betroffene, die Hoffnung auf Besserung und ein lebenswertes Leben aufzugeben, selbst wenn völlige Heilung für einen längeren Zeitraum nicht erreicht wird.

# VIII.

# Literaturverzeichnis

American Psychiatric Association (1987): Diagnostic and statistical manual of mental disorders, 3rd ed. rev. (DSM-III-R). Washington DC: American Psychiatric Press.

Backmund H., Gerlinghoff, M. (1986), Anorexia nervosa. Bedrohliche neurologische Komplikationen durch Hypophosphatämie. Nervenarzt, 57, 542–544.

Battegay R. (1982), Die Hungerkrankheiten. Die Unersättlichkeit als krankhaftes Phänomen. H. Huber, Bern – Stuttgart – Wien.

Beumont PJV., O'Connor M., Lennerts W., Touyz SW. (1973), Ernährungsberatung in der Behandlung der Bulimia. In: Fichter MM.: Bulimia: Grundlagen und Beratung. Enke, Stuttgart (1988).

Bruch H. (1980), Der Goldene Käfig. Das Rätsel der Magersucht. Fischer, Frankfurt/Main.

Bruch H. (1990), Das verhungerte Selbst. Gespräche mit Magersüchtigen. Fischer, Frankfurt/Main. (Amerikanische Originalausgabe: Conversations with Anorexics. Basic Books, New York, 1988).

Bruch H. (1991), Eßstörungen: Zur Psychologie und Therapie von Übergewicht und Magersucht. Fischer, Frankfurt/Main. (Amerikanische Originalausgabe: Eating Disorders, Obesity, Anorexia nervosa and the Person within. Basic Books, New York, 1973).

Buhl CH. (1987), Magersucht und Eßsucht. Ursachen, Beispiele, Behandlung. Hippokrates Verlag, Stuttgart (neueste Auflage 1991, Trias Thieme Hippokrates Enke, Hippokrates Verlag, Stuttgart).

Crisp AH. (1980), Anorexia nervosa: Let me be. London, Academie Press.

Dilling H., Mombour W., Schmidt MH. (1991), Internationale Klassifikation psychischer Störungen ICD-10. Huber, Bern.

Dowling C. (1990), Der Cinderella-Komplex. Die heimliche Angst der Frauen vor Unabhängigkeit. Fischer, Frankfurt/Main.

Fairburn ChG. (1985), Cognitive-Behavioral Treatment for Bulimia. In: Garner DM., Garfinkel PE. (Hrsg.), Handbook of Psychotherapy for Anorexia Nervosa and Bulimia. Guilford Press, London – New York.

Fichter MM. (1985), Magersucht und Bulimia, Monographien aus dem Gesamtgebiet der Psychiatrie. Springer, Heidelberg.

Fichter MM. (1989), Bulimia nervosa. Grundlagen und Behandlung. Enke, Stuttgart.

Fichter MM., Quadflieg N., Rief W. (1992), The German Longitudinal Bulimia Nervosa Study I. In: Herzog W., Deter H-C., Vandereycken W. (Eds.), The course of eating disorders. Springer, Berlin.

Fichter MM., Pirke KM., Holsboer F. (1986), Weight loss causes neuroendocrine disturbances. Exprimental study in healthy starving subjects. Psychiatric Research, 17, 61.

Fichter MM., Pirke KM., Lund P. (1982), Behavior, Attitude, Nutrition and Endocrinology in Anorexia nervosa. A Longitudinal Study in 24 Patients. Acta Psychiat. Scand 66: 429–444.

Fichter MM., Meermann R. (1981), Zur Psychopathometrie der Anorexia nervosa. In Meermann R. (Ed.), Anorexia nervosa. Ursachen und Behandlung, 17–31, Enke, Stuttgart.

Fichter MM., Chlond C. (1988), Hypertrophe Osteoarthropathie bei Bulimia nervosa mit chronischer Intoxikation mit Laxanzien. Nervenarzt 59: 244–247.

Garner DM., Garfinkel PE. (1984), Handbook of Psychotherapy for Anorexia Nervosa and Bulimia. Guilford Press, New York.

Gerlinghoff M. (1985), Magersüchtig: Eine Therapeutin und Betroffene berichten. Piper, München.

Garner DM., Bemis KM. (1985), Cognitive therapy for anorexia nervosa. In: Garner DM. & Garfinkel PE. (Eds.), Handbook of psychotherapy for anorexia nervosa and bulimia. Guilford, New York, 107–146.

Gerlinghoff M., Backmund H., Mai N. (1988), Magersucht. Auseinandersetzung mit einer Krankheit. Psychologie, München.

Gerlinghoff M., Backmund H. (1989), Magersucht: Anstöße für eine Krankheitsbewältigung, Trias Thieme Hippokrates Enke, Thieme, Stuttgart.

Göckel R. (1988), Eßsucht oder die Scheu vor dem Leben. Eine exemplarische Therapie. rororo, Hamburg.

Goebel G., Fichter MM. (1991), Anorexia und Bulimia nervosa, Krankheit mit vielen Gesichtern. Pathogenese, Diagnostik und Klinik. Braun, Karlsruhe.

Graf A. (1985), Die Suppenkasperin. Geschichte einer Magersucht. Fischer, Frankfurt/Main.

Gull WW. (1874), Anorexia Nervosa (Apepsia Hysterica, Anorexia Hysterica). Trans. Clinc. Soc. London, 7, 22–28.

Halmi KA. (1985), Behavioral management for anorexia nervosa. In: Garner DM., Garfinkel PE. (Eds.), Handbook of psychotherapy for anorexia nervosa and bulimia. Guilford, New York, 213–239.

Herzog DB., Keller MB., Lavori PW. (1988), Outcone in anorexia nervosa and bulimia nervosa. A review of the literature, J. Nervous & Mental Disease, 1976, 131–143.

Hsu LKG. (1980), Outcome of anorexia nervosa: A review of the literature (1954 to 1978). Arch. General Psychiatry, 37 (9), 1041–1046.

Jacobi C., Paul T., Brengelmann JC. (1989), Verhaltenstherapie bei Eßstörungen. Theorie und Praxis. Röttger, München.

Kafka F. (1965), Der Hungerkünstler. In: Gesammelte Erzählungen. Fischer, Frankfurt, 255–268.

Karren U. (1986), Die Psychologie der Magersucht. Erklärung und Behandlung von Anorexia nervosa. Huber, Bern.

Kiss A., Abarti ThA., Bergmann H., et al. (1988), Störung der Magenentleerung bei Anorexia nervosa. Zeitschrift für Gastroenterologie, 26: 25–26.

Klessmann E., Klessmann HA. (1988), Heiliges Fasten, heilloses Fressen. Die Angst der Magersüchtigen vor dem Mittelmaß. Huber, Bern.

Langlotz-Weis M. (1986), Ratgeber bei Eßstörungen. Lambertus, Freiburg.

Langsdorf M. (1985), Die heimliche Sucht, unheimlich zu essen. Fischer, Frankfurt/Main.

Lasègue EC. (1873), De l'anorexie hystérique. Arch. Gen. Med. 385 ff. Reprint in: Kaufman WR., Heiman M. (Eds., 1964), Evolution of psychosomatic concepts. Anorexia nervosa. Aparadigma. New York: Int. Univ. Press, 141–155.

MacLeod S. (1986), Hunger, meine einzige Waffe. Knaur, München.

Mahoney MJ., Mahoney BK. (1976), Permanent Weight Control: A Total Solution to the Dieter's Dilemma. W. W. Norton, New York.

Mader P., Ness L. (1987), Bewältigung gestörten Eßverhaltens. Norlag, Hamburg.

Mayerhausen VW. (1988), Dermatologische Aspekte bei Anorexia nervosa und Bulimia. Habilitationsschrift der Medizinischen Fakultät der Techn. Univ. München, Dermatologie (Prof.Dr.Dr. S. Borelli).

Meermann R., Vandereycken W. (1987), Therapie der Magersucht und Bulimia nervosa. de Gruyter, Berlin.

Meichenbaum D. (1964), Cognitive-Behavior Modification. Plenum Press, New York.

Milz H. (1994), Der wiederentdeckte Körper. DTV, München.

Minuchin S., Rosman BL., Baker L. (1978), Psychosomatic Families. Anorexia in Context. Harvard University Press, Cambridge Mass.

Mitchell JE., Pomeroy C., Seppala M., Huber M. (1988); Pseudo-Bartter's syndrome, diuretic abuse, idiopathic edema and eating disorders. International Journal of Eating Disorders, 7, 23, 225–237.

Mitchell JE., Pyle RL., Eckert ED., Pomeroy C., Hatsukami D., Zimmermann R. (1987), Antidepressants versus group therapy in the treatment of bulimia. Psychopharmacol. Bull. 23.

Orbach S. (1981), Anti-Diätbuch I. Frauenoffensive, München.

Orbach S. (1982), Fat is a Feminist Issue II. Berkley Books, New York.

Orbach S. (1984), Anti-Diätbuch II. Frauenoffensive, München.

Orbach S. (1985), Accepting the Symptom: A Feminist Psychoanalytic Treatment of Anorexia Nervosa. In: Garner DM., Garfinkel PE. (Hrsg.), Handbook of Psychotherapy for Anorexia Nervosa and Bulimia. Guilford Press, London – New York.

Paul T., Jacobi C. (1989), Verhaltenstherapeutische Maßnahmen bei Eßstörungen. In: Hand I., Wittchen HU. (Hrsg.), Verhaltenstherapie in der Medizin. Springer, Berlin, 327–347.

Russell GFM. (1979), Bulimia nervosa. An Ominous Variant of Anorexia Nervosa. Psychol Med 9: 429–448.

Schmitz B., Ecker D., Hofmann C. (1991), Stationäre Gruppentherapie bei Patientinnen mit Anorexia und Bulimia nervosa. Verhaltensther. u. psychosoz. Praxis, 23 (1), 19–37.

Schneider-Henn K. (1988), Die hungrigen Töchter. Eßstörungen bei jungen Mädchen. Kösel, München.

Selvini-Palazzoli M. (1984), Magersucht. Klett-Cotta, Stuttgart.

Ullrich de Muynck R., Ullrich R. (1977), Einübung von Selbstvertrauen und sozialer Kompetenz. Pfeiffer, München.

Slade PD. (1988), Body image in anorexia nervosa. British Journal of Psychiatry, 153 (suppl. 2), 20–22.

Smith A. (1981), Goal attainment scaling. In: Mc Reynolds P. (Ed.), Advancs in psychological assessment, Vol 5, San Francisco: Jossey Bass, pp 424–459.

Spitzer RL. et al (1991), Binge-eating disorder: To be or not to be in DSM-IV? International Journal of Eating Disorders, 10, 627–630.

Stierlin H. (1975), Eltern und Kinder im Prozeß der Ablösung. Suhrkamp Verlag, Frankfurt.

Theander S. (1970), Anorexia nervosa: a psychiatric investigation of 44 female cass. Acta Psychiatr. Scand., 214, 1–194.

Theander S. (1983), Research on outcome and prognosis of anorexia nervosa and some results from a swedish long-term study. Int. J. Eating Disorders, 2, 167–174.

Vandereycken W. (1989), Körperschemastörungen und ihre Relevanz für die Behandlung der Bulimia. In: Fichter MM. (Hrsg.), Bulimia nervosa. Enke, Stuttgart.

Vandereycken W., van Deth R., Meermann R. (19000), Hungerkünstler, Fastenwunder, Magersucht. Eine Kulturgeschichte der Eßstörungen. Biermann, Zülpich.

Vandereycken W., van Deth R., Meermann R. (1990), Hungerkünstler, Fastenwunder, Magersucht. Eine Kulturgeschichte der Eßstörungen. Biermann, Zülpich.

Weiss L., Katzman M., Wolchik S. (1988), Bulimie. Ein Behandlungsplan. Hans Huber, Bern. (Amerikanische Originalausgabe: Treating Bulimia. A Psychoeducational Approach. Pergamon, New York, 1985).

Wise K. (1992), Wenn Essen zum Zwang wird. Wege aus der Bulimie. PAL-Verlag, Mannheim.

# Ratgeber

Verena Kast
**Vom Sinn der Angst**
Wie Ängste sich festsetzen und wie sie sich verwandeln lassen
Band 5525

Mit tiefenpsychologischem Scharfblick analysiert Verena Kast die Dynamik, die Angst zum lebensbestimmenden Element macht. Ein grundlegendes, gut zu lesendes Werk zur Thematik Angst.

Verena Kast
**Sich wandeln und sich neu entdecken**
Band 4905

Leben heißt: wachsen und sich neu entwickeln. Ein Aufbruch zu neuer Lebensleidenschaft.

Rudolf Köster
**Das seelische Tief überwinden**
Ein Leben – frei von Depressionen
Band 4962

Die praktische Hilfe zur Selbsthilfe für Menschen, die zu depressiven Verstimmungen neigen. Informationen und Ratschläge für ein frohes Leben.

Viktor E. Frankl
**Das Leiden am sinnlosen Leben**
Psychotherapie für heute
Band 4859

„Hier geschieht (was so oft versprochen und selten eingehalten wird) echte Lebenshilfe!" (Bücherbord).

Karl Heinz Brodbeck
**Mut zur eigenen Kreativität**
Wie wir werden, was wir sein können
Band 4804

Die inspirierende Kraft der Achtsamkeit bewusst einsetzen. Ein faszinierender Weg zu Vielfalt, Spontaneität und Neuem in unserem Leben.

**HERDER spektrum**

Irmtraud Tarr Krüger
**Das Leben meint es gut mit dir**
Anregungen zur Lebenslust
Band 4786
Tipps für Körper und Seele, die gut tun und neue Energien freisetzen.
Von der Körperübung über die Imagination bis zur Massage.


Liliane Juchli
**Wohin mit meinem Schmerz?**
Hilfe und Selbsthilfe bei seelischem und körperlichem Leiden
Band 4745
Liliane Juchli zeigt, welche Wirkung Naturheilmittel und alternative
Methoden haben, wann Medikamente oder psychotherapeutische
Methoden sinnvoll sind.


Andrea Hesse
**Schatten auf der Seele**
Wege aus Angst und Depression –
Meine Erfahrungen mit Therapien
Band 4510
Eine Betroffene zeigt, wie es gelingen kann, die Zwischentöne im Leben
zu integrieren.


Gina Kaestele
**Umarme deine Angst**
Neun Helfer zur Verwandlung von Hilflosigkeit und Angst
Das praktische Selbsthilfeprogramm
Band 4179
Wie sich Unsicherheit und Angst in positive Kraft verwandeln lassen.


Rüdiger Rogoll
**Nimm dich, wie du bist**
Wie man mit sich einig werden kann
Band 4046
Transaktionsanalyse konkret: Wer innere Konflikte aufarbeitet, kommt
auch mit seinen Mitmenschen besser zurecht.


**HERDER spektrum**